健康のトリセツ シリーズ

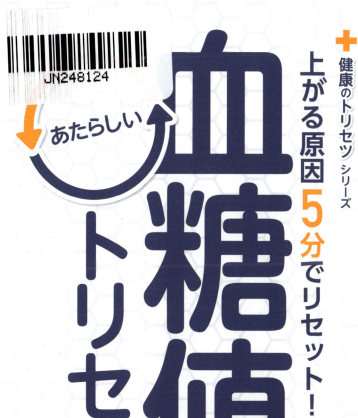

上がる原因5分でリセット!

血糖値を下げる あたらしいトリセツ

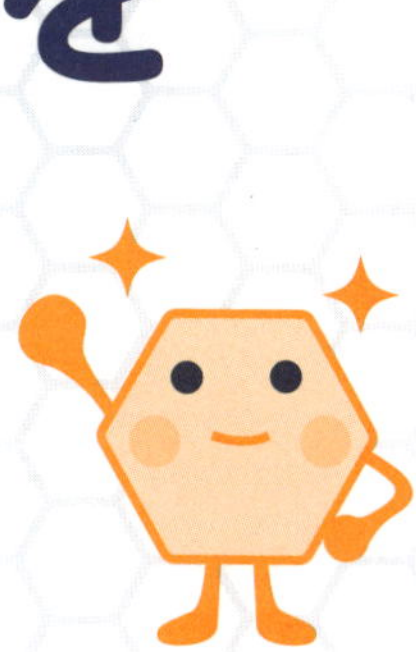

医学博士
板倉弘重 著

Gakken

はじめに

人体は自らバランスをとるネットワークとして機能しています。

みなさんは「ホメオスタシス（生体恒常性《せいたいこうじょうせい》）」という言葉を聞いたことがありますか？

私たちのカラダには、体温や体液量、血液中の塩分量といった自らの体内環境を、常に一定の状態に保とうとする傾向があります。ホメオスタシスとは、その性質やしくみのことです。自律神経、内分泌系、免疫といったシステムが、外部の環境に対応しながら、1つのネットワークとして体内のバランスを調節しているのです。

そのバランスが乱れてしまった状態が、高血糖や糖尿病*（2型糖尿病）をはじめとする生活習慣病。そして、ネットワークに侵入してそのバランスを破壊しようとするのが、最近の新型コロナ肺炎をはじめとする感染症だといえます。高血糖は今日まで、糖尿病が進行して合併症になる兆候として注意し、それを防ごうといわれてきました。しかし、コロナ禍が示したように、高血糖には感染症などを重症化させるリスクも潜んでいるのです。

私はこれまでにも、高血糖を改善する生活上のコツや工夫をさまざまご提案してきました。実はそれらは、自律神経や内分泌系などにはたらきかけ、体内ネットワークのバランスを整える方法です。今回は、新視点から『血糖値を下げるあたらしいトリセツ』として、その方法をまとめました。このトリセツを読んでいただくと、

- **各ポイント1分で、高血糖のリスクと、その原因となる糖質の正体がわかります。**
- **各ポイント5分で体内ネットワークにはたらきかける、血糖コントロールのやり方がわかります。**
- **血糖値を下げるための無理のないアプローチ法を具体的に知ることができます。**

これまで食事や運動に気をつけても、なかなか血糖コントロールがうまくいかなかった方や、今後、感染症にも負けない健康を維持したいという方に、ぜひご一読いただき、役立てていただきたいと思います。

医学博士　板倉弘重

＊食べすぎや運動不足など生活習慣の乱れによって発症。

板倉式

『血糖値を下げるあたらしいトリセツ』とは…
「血糖コントロールのスイッチON！」に役立つ健康法です。

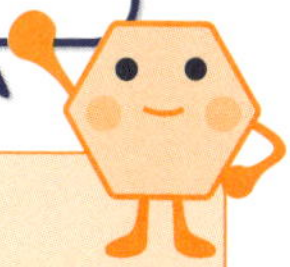

各ポイント1分でわかる

プロローグ
PROLOGUE

マップ見るだけ！
「糖質の正体」とは？

PART 1

ギモンがスッキリ！
健診で気になる
血糖値のあたらしい常識

各ポイント5分でできる

PART 2

体内ネットワークの
バランスを整える
血糖値を下げる
カラダのスイッチをON!
意外なポイントを改善

PART 3

ガマンしない！
糖質オフ
おなか凹ませ
改善

PART 4

無理しない！
食べ方のコツ
テーブルから
改善

PART 5

面倒じゃない！
カラダ活性
「ながら」でも
改善

PART 6

不安がなくなる！
セルフケア
心身を整える

「血糖値を下げる
あたらしいコツ」を
新図解で
1つ1つ
わかりやすく！

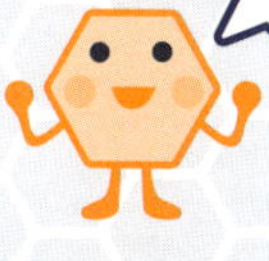

いつでも使える

巻末特別データベース
見なおし栄養学
キホンを意識！

もくじ
CONTENTS

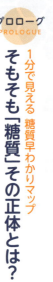

▶本書には高血糖の改善に役立つ情報を集めています。ただし現在、医師による生活習慣病の治療を受けている方、または栄養指導を受けている方は、実践に当たっては、医師にご相談のうえ、その指示にしたがってください。

1分で見える

糖質
早わかりマップ

QUICK UNDERSTANDING MAP

体内をさぐればナットク

そもそも「糖質」その正体とは？

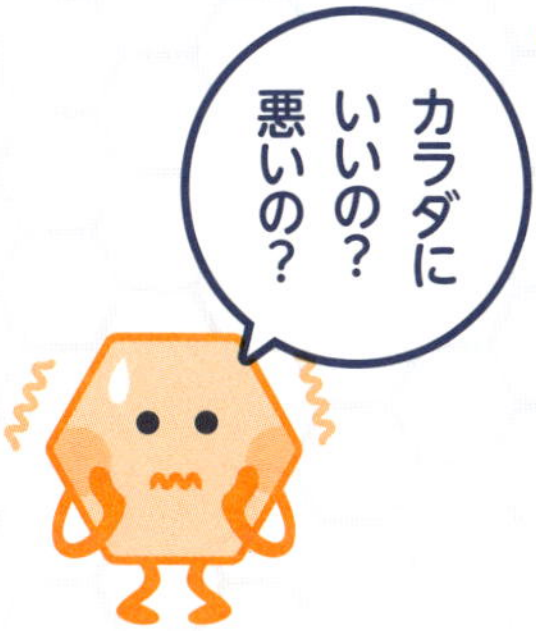

「糖質はカラダの敵」というイメージが一般的になりました。でもほんとうにそうでしょうか？　食事でとった糖質が体内でどうはたらくかを正しく理解することが、血糖値コントロールの第一歩です。

- □ 糖質が敵になるとき味方になるとき
- □ 血管のいたみ「魔のトライアングル」
- □ 食べた糖質の体内ルートをさぐる
- □ 糖質は体内エネルギーとして活躍

糖質
早わかりマップ
QUICK UNDERSTANDING MAP
01

糖質が敵になるとき 味方になるとき

糖質は私たちが生きていくうえで欠かせないエネルギー源です。食事からとった糖質が消化・吸収され、血液中に必要な範囲で糖（ブドウ糖）として含まれているなら、本来はカラダの強い「味方」です。ところが、糖は両刃の剣で、とりすぎて血液中の濃度が濃く（つまり血糖値が高く）なりすぎると、カラダのあちこちに悪い影響を及ぼす「敵」になってしまいます。

血糖値とは、体内を流れている血液中に、今どれぐらいの濃度で「糖」が含まれているかを表す検査値です。この数値は、あなたに糖尿病のリスクがあるかを判定する重要な目安。健康診断で「血糖値が高め」といわれたら、すぐにうまくコントロールしていく必要があります。

まずは糖質が「必要十分にとれば味方」「とりすぎると敵」となる様子をこの体内各所のマップで確認しましょう。

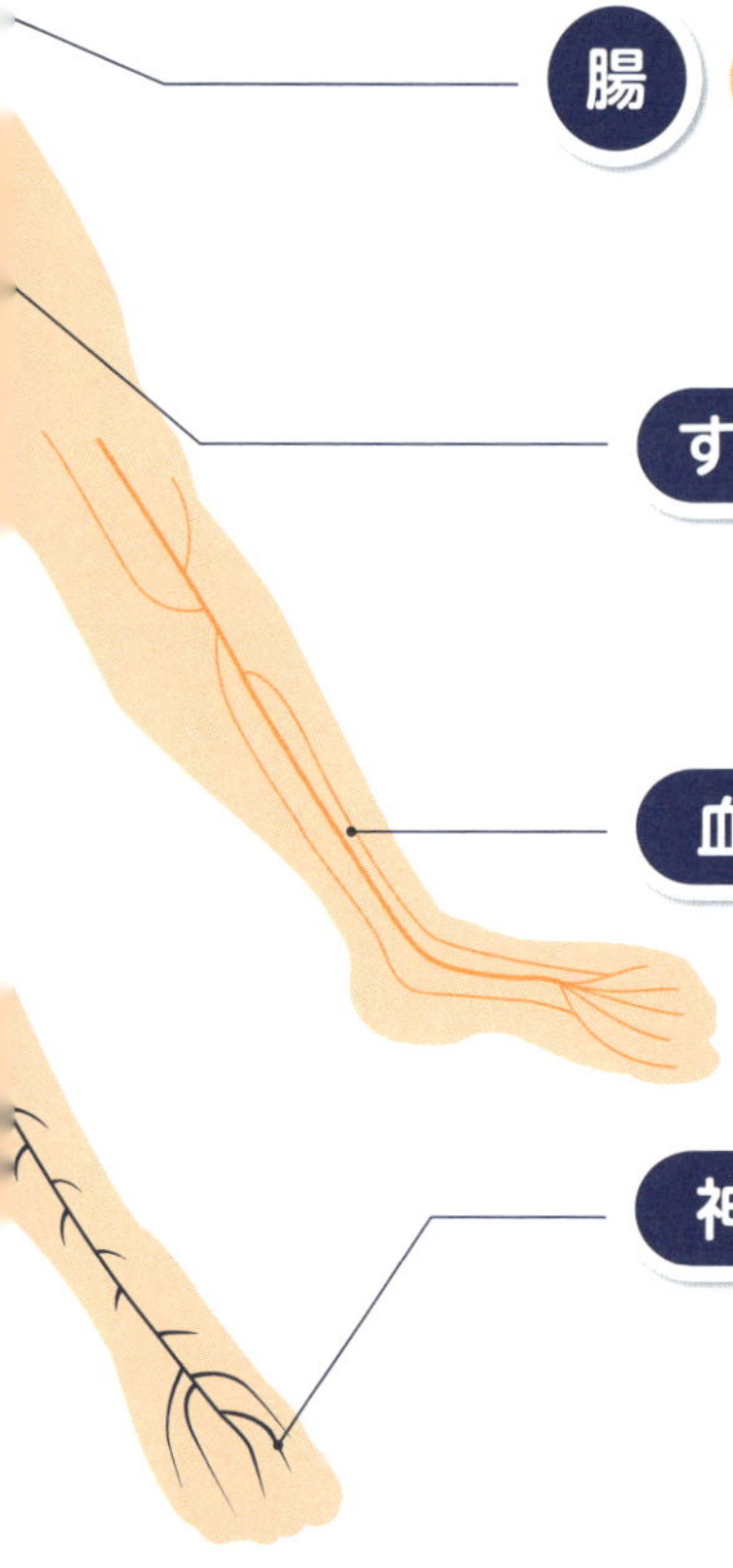

腸

味方
- 糖質を消化して糖を体内に吸収
- 免疫システムも活性化

敵
- とりすぎると悪玉菌がふえて腸内環境が悪化
- 腸壁がいたんでアレルギーの原因に

すい臓

味方
- 血糖値を下げるホルモン・インスリンを分泌
- 食後約2時間でインスリン分泌が一段落

敵
- とりすぎるとインスリン分泌が続いて疲弊
- インスリンの効きが悪くなってしまう

血管

味方
- 適正な血糖値なら血液サラサラ
- 糖を全身の細胞のエネルギー源に

敵
- 血糖値が高いままだといたむ
- 免疫力も低下して感染に弱くなる

神経

味方
- 全身の感覚、運動がスムーズに
- 体内時計で内臓のはたらきを調整

敵
- 高血糖が続くと血管とともにいたむ
- いたみが進むと感覚が鈍くなることも

糖質

主食や菓子に多く含まれ、消化されるとブドウ糖として血液中へ

▼

▼

ブドウ糖

血液中を流れている小さな分子の糖質で、全身の細胞のエネルギー源となる

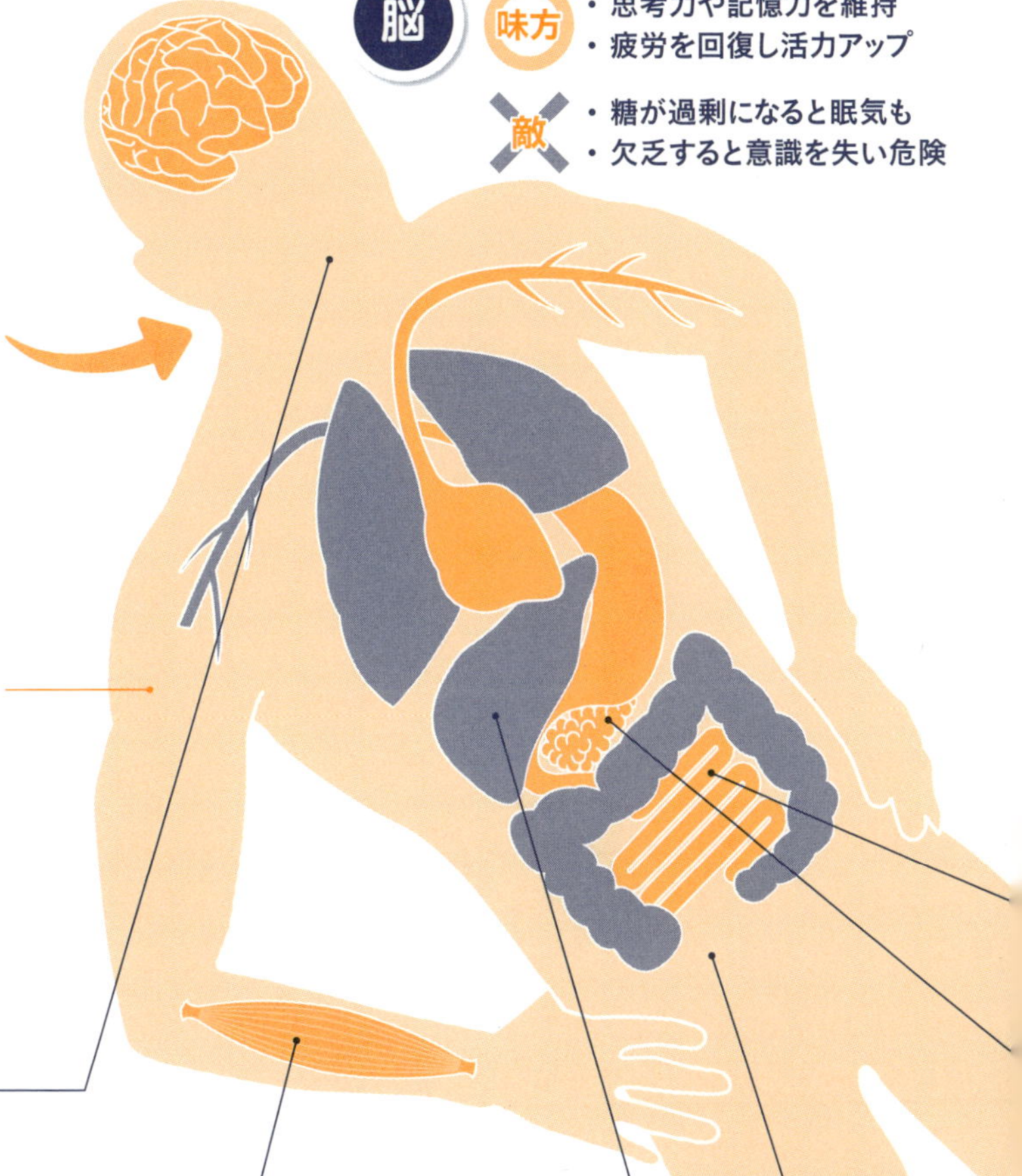

脳

味方
- 思考力や記憶力を維持
- 疲労を回復し活力アップ

敵
- 糖が過剰になると眠気も
- 欠乏すると意識を失い危険

歯

味方
- おいしく食べて食欲を充足
- よくかむことで糖尿病を予防

敵
- 歯周病、虫歯の原因にも
- 歯周病だと高血糖の危険も

筋肉

味方
- 血液中のブドウ糖を吸収
- 貯蔵して自らのエネルギー源に

敵
- 糖が欠乏すると低体温に
- 糖の不足は筋肉量もへらす

肝臓

味方
- 吸収した糖の一部を貯蔵する
- 血糖値が下がると糖を放出

敵
- とりすぎると解毒機能が低下
- 過食を続けると脂肪肝に

脂肪

味方
- 余分な糖を脂肪として貯蔵
- 予備のエネルギー源として供給

敵
- 高血糖は肥満の大きな原因
- インスリンのはたらきも低下

糖質
早わかりマップ
QUICK UNDERSTANDING MAP
02

血管のいたみが糖質でぐんぐん加速「魔のトライアングル」

糖質のとりすぎによって血液中にブドウ糖が余り、血糖値が高くなっても自覚症状はありませんが、それが長く続くと血管がいたんでボロボロになります。その「血管のいたみ」が速く進むメカニズムこそ、「魔のトライアングル」。関連するのは、「糖化」「酸化」「炎症」という3つの現象です。

まず、過剰な糖が血管のタンパク質にくっつき、体温で温められると、徐々に変質してコゲのような物質になってしまいます。この「糖化」が進んだ箇所では、毒性の強い酸素（活性酸素）による「酸化」や、いつまでも長引く弱い「炎症」も生じ、血管がどんどんいたんでしまいます。これを防ぐために、血糖値をコントロールして糖化をおさえることが大事なのです。

糖化リスク

カラダがコゲる ➡ 血管がいたむ

血液中に糖があふれ返ると、体内のタンパク質に糖が結合（糖化）しやすくなる。ほうっておくと血管も糖化が進み、いたんでしまう。

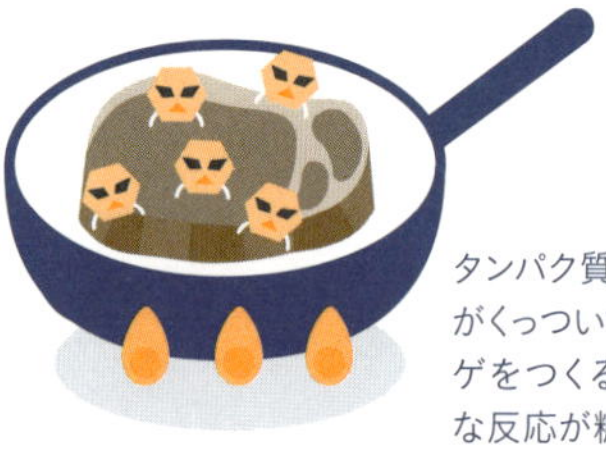

タンパク質に糖がくっついて、コゲをつくるような反応が糖化。

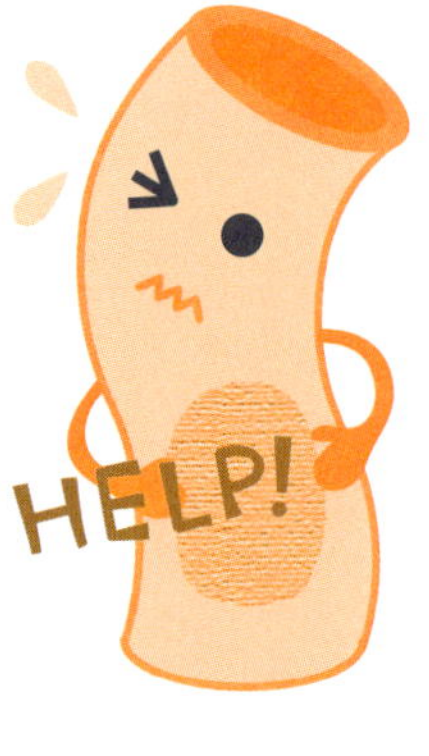

コゲついた血管は、弾力・柔軟性を失って、どんどんいたみやすくなる。

糖化をKO!

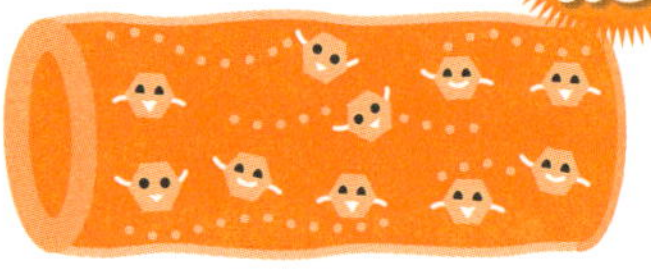

食後の高血糖を防ぐと、血管のタンパク質がコゲつきにくくなる。

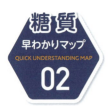

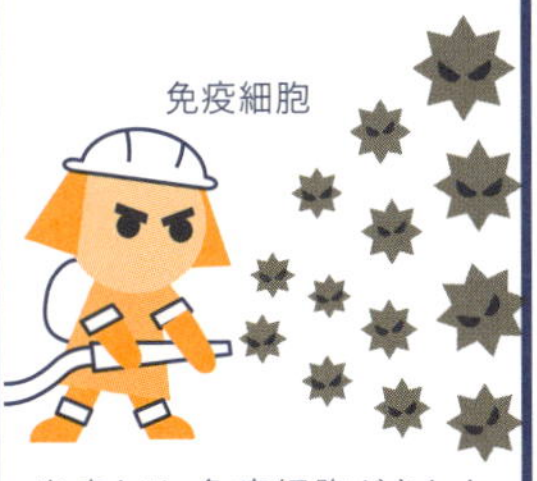
免疫細胞

炎症とは、免疫細胞がさかんに活動し活性酸素が発生している状態。

カラダがくすぶる ➡ 血管がいたむ

炎症は通常、感染などに対する防御反応だが、血管の細胞が糖化すると炎症を起こす物質が発生し、慢性的な炎症が続くようになる。

炎症
リスク

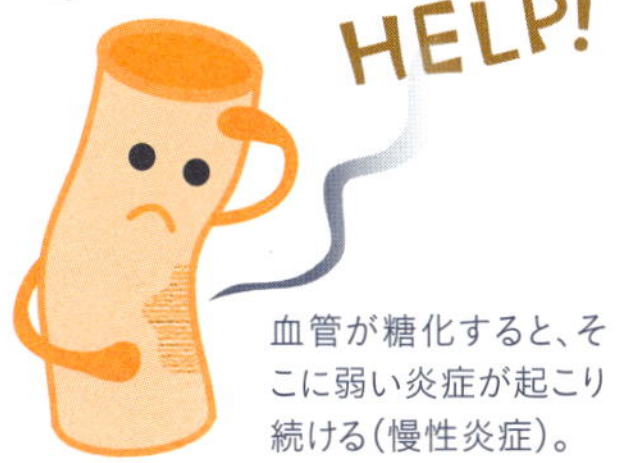

血管が糖化すると、そこに弱い炎症が起こり続ける（慢性炎症）。

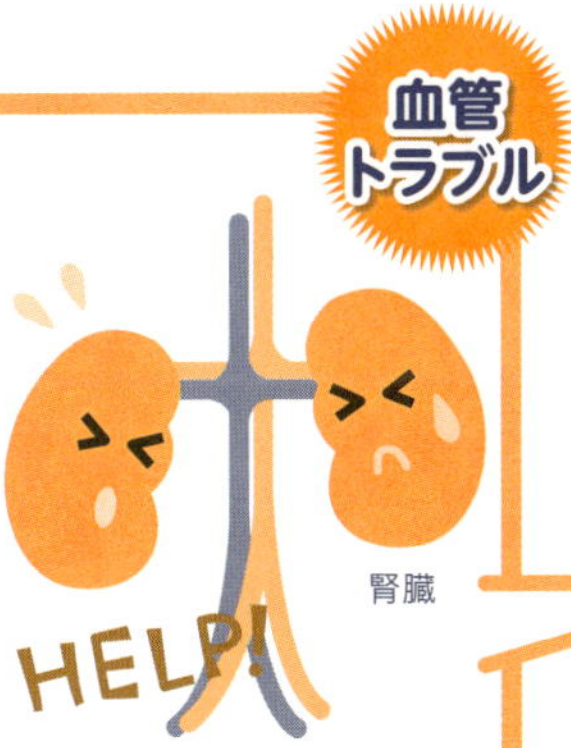
血管
トラブル
腎臓
HELP!

魔のトライアングル

酸化
リスク

糖化・酸化・炎症による血管トラブルが、糖尿病や、腎臓などに起こる合併症（P26）の原因。

カラダがサビる ➡ 血管がいたむ

糖化した細胞からは活性酸素が発生し、自らや周囲の細胞を傷つける。この「酸化」反応も血管が劣化していく進行に深く関係している。

酸化とは物がサビるような反応で、体内では活性酸素によって起こる。

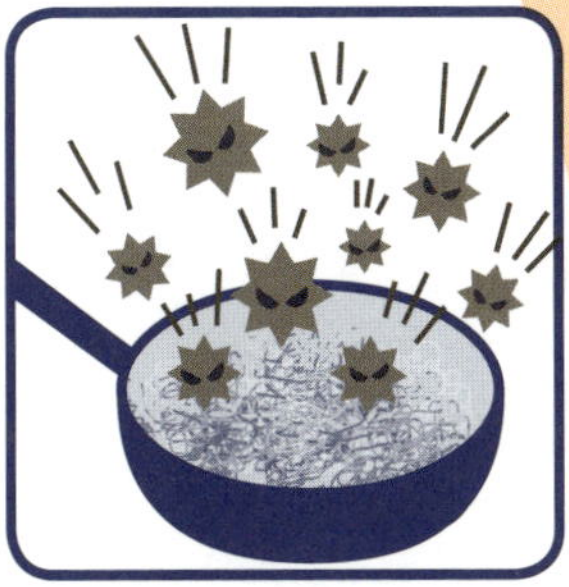

血管の壁に酸化した脂質などがたまってサビると血管がかたくもろくなる。

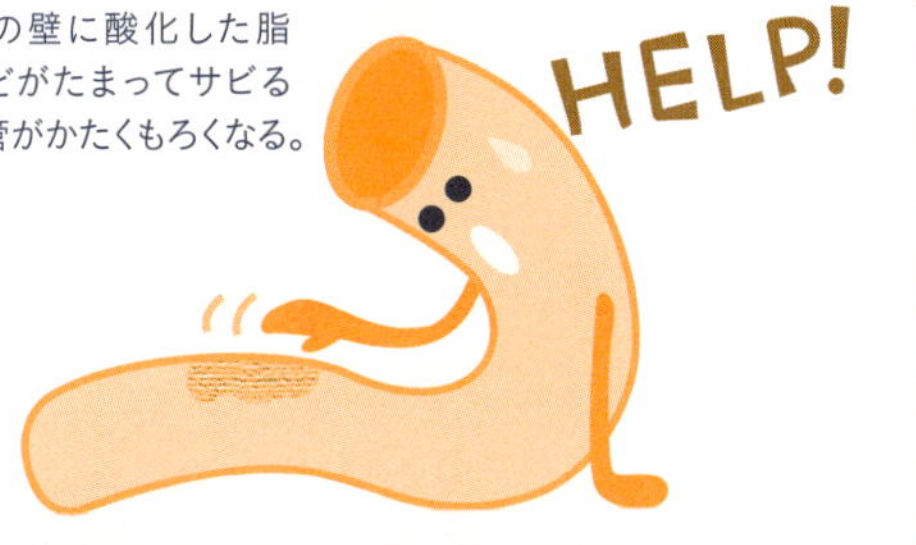

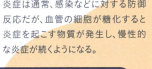

糖質 早わかりマップ
QUICK UNDERSTANDING MAP
03

食べたあとの糖質の体内ルートをさぐる

私たちは主に、ごはん(米飯)やパン、めん類などの「主食」から、糖質をとっています。糖質は、脂質、タンパク質とともに「3大栄養素」と呼ばれている重要な食品成分。3大栄養素は、いずれもカラダのエネルギー源になりますが、そのうち最も効率よく、そして食後に最も早く体内で利用されるのが糖質なのです。

主食やいも類などに含まれている糖質は、「でんぷん」のような大きな分子で、そのままでは体内に吸収されません。消化酵素によって小さな「ブドウ糖」などに分解されたあと、小腸から吸収されます。小腸から吸収されたブドウ糖は、門脈という血管を通って肝臓に運ばれ、一部がグリコーゲンという物質になってそのまま肝臓で貯蔵されます。そして一部が、血管を通って全身に運ばれ、エネルギー源として用いられるのです。

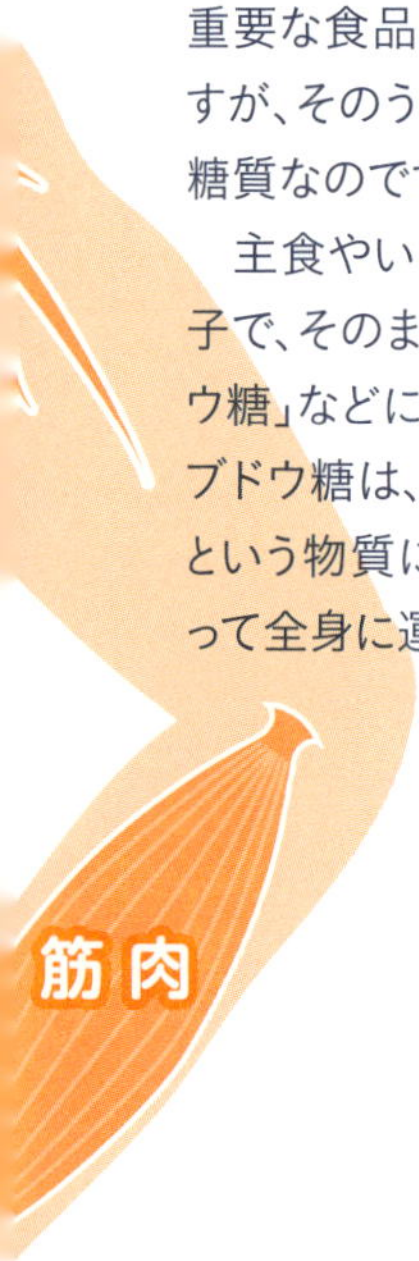

余分なブドウ糖は筋肉と脂肪へ…

筋肉

余分な糖は、いったんグリコーゲンとして筋肉の中に蓄えられます。カラダを動かすと、そのまま筋肉のエネルギー源として消費されます。

脂肪

脂肪(脂肪組織)にとり込まれたブドウ糖は、中性脂肪として貯蔵されます。中性脂肪は、ブドウ糖が不足したときの予備のエネルギー源です。

6

インスリンのはたらきで糖がカラダにとり込まれる

腸から吸収されたブドウ糖は、左の3〜5のルートを通って全身にいき渡ります。血液中のブドウ糖の濃度(血糖値)がぐんと上がると、すい臓からインスリンというホルモンが分泌され、肝臓のほか、筋肉や脂肪にブドウ糖をとり込んで血糖値を下げます。

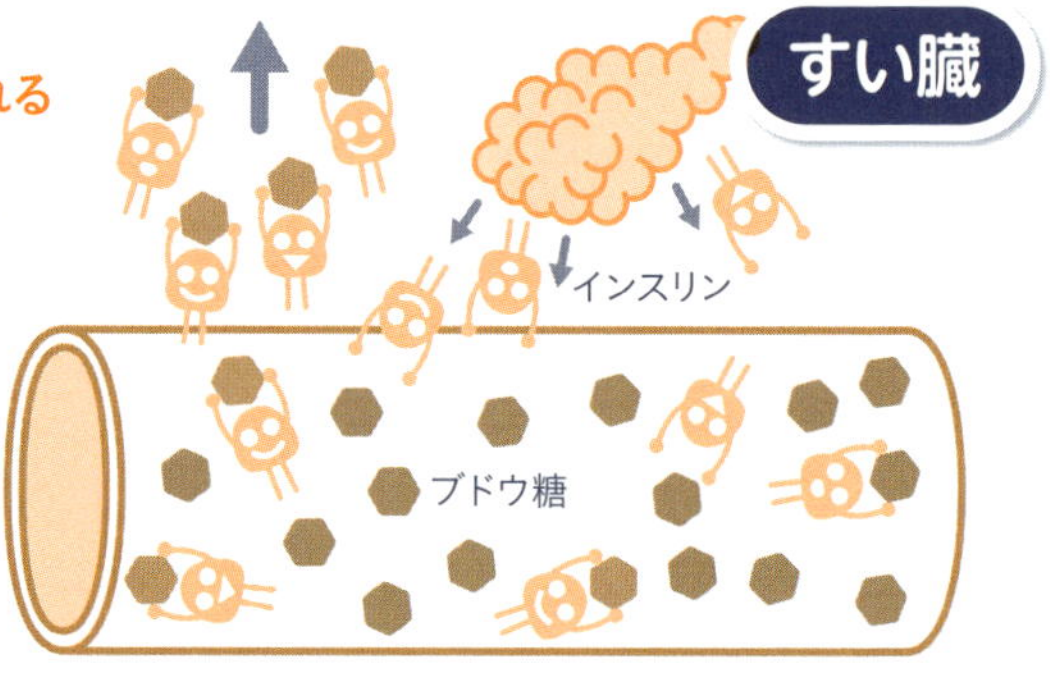

糖質

私たちのカラダは、食品のでんぷんなどを消化してブドウ糖として吸収し、血液中の濃度(血糖値)を調節しながら利用しています。

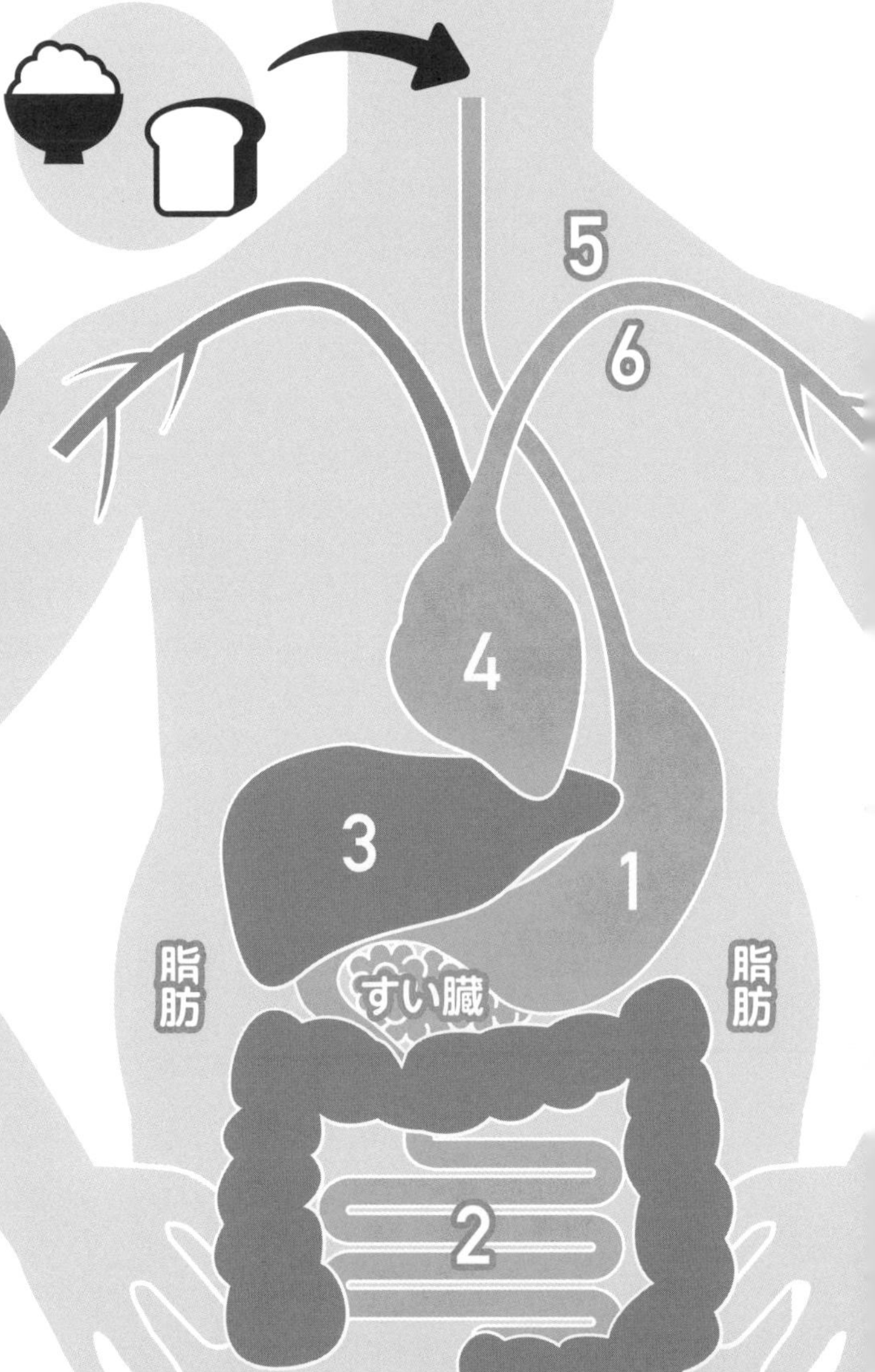

食後の糖質の体内ルート

1 胃

口の中でかみくだかれた糖質を含む食べ物は、胃の中でさらにこねられ、細かくなって、適量ずつ腸に送られていきます。

2 腸

だ液とすい液(すい臓から十二指腸に分泌される消化液)で消化された糖質は、さらに小腸の消化酵素でブドウ糖に分解されます。

3 肝臓

小腸の壁から吸収されたブドウ糖は、門脈という太い静脈を通って肝臓に流れ込み、一部が貯蔵に適した形になって蓄えられます。

4 心臓

食後に肝臓で貯蔵されなかったブドウ糖や、グリコーゲンから再生されたブドウ糖は、血液に乗って心臓へ運ばれていきエネルギーになります。

5 全身の血管へ

いったん肺を循環して酸素を受けとった血液は、再び心臓から全身に送り出され、全身の細胞にブドウ糖と酸素を届けます。

血液中のブドウ糖が足りなくなると…

肝臓には、ブドウ糖からつくった「グリコーゲン」という糖質を蓄える役割があります。絶食や運動によって血液中のブドウ糖が足りなくなると、グリコーゲンをブドウ糖に戻して放出し、血液中の量(血糖値)を一定に保つ機能も。

糖質 早わかりマップ
QUICK UNDERSTANDING MAP
04

糖質は細胞レベルへ… 体内でエネルギーとして活躍

血液に乗ってカラダのすみずみまで運ばれていくブドウ糖は、全身の細胞の基本的なエネルギー源になります。カラダを動かさず安静にしていても、生命を維持するためにエネルギーは消費されます（基礎代謝）。そして、多量のエネルギーを必要とする細胞組織ほど、多くの糖を消費しています。

その代表格は、筋肉（骨格筋）、肝臓、脳など。まず筋肉は、カラダを動かすだけでなく、体温を保つためにも重要。肝臓は、人体で最も大きな臓器で、あらゆる栄養素の代謝や有害な物質の解毒など、きわめて多くの役割を担っています。糖質も主に肝臓に蓄えられ、必要に応じて再合成されます。

そして脳も、多くのブドウ糖を必要とする組織です。豊かな思考や感情のコントロールのほか、全身の健康状態を制御するためにも、適切な糖の供給を脳は必要としているのです。

腎臓

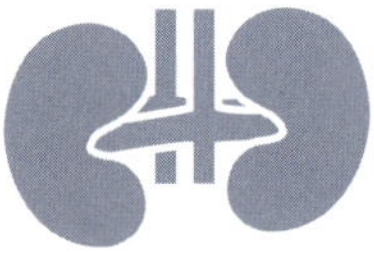

血液を浄化して健康を守っている浄水場

血液をろ過して不要物を処理し、尿をつくっている腎臓も、基礎代謝の８%に当たる多くのエネルギーを消費している臓器です。

肝臓

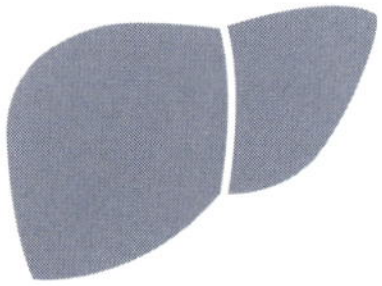

基礎代謝の21%を消費する体内の万能化学工場

肝臓は、糖を含む栄養素の貯蔵・供給から有毒物質の分解・解毒まで、膨大な数の化学処理を行っています。

神経

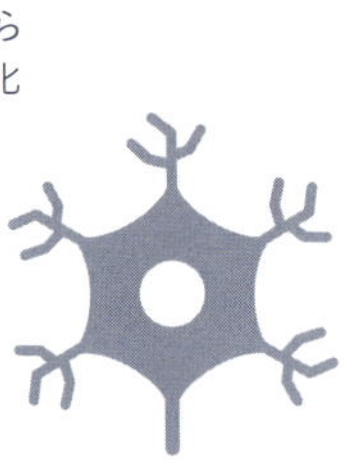

全身の運動機能と感覚をコントロール

全身に張りめぐらされた末しょう神経も、脳と同じ神経細胞のネットワーク。その活動にも、エネルギーとなるブドウ糖は必須です。

体内エネルギーとしての活躍

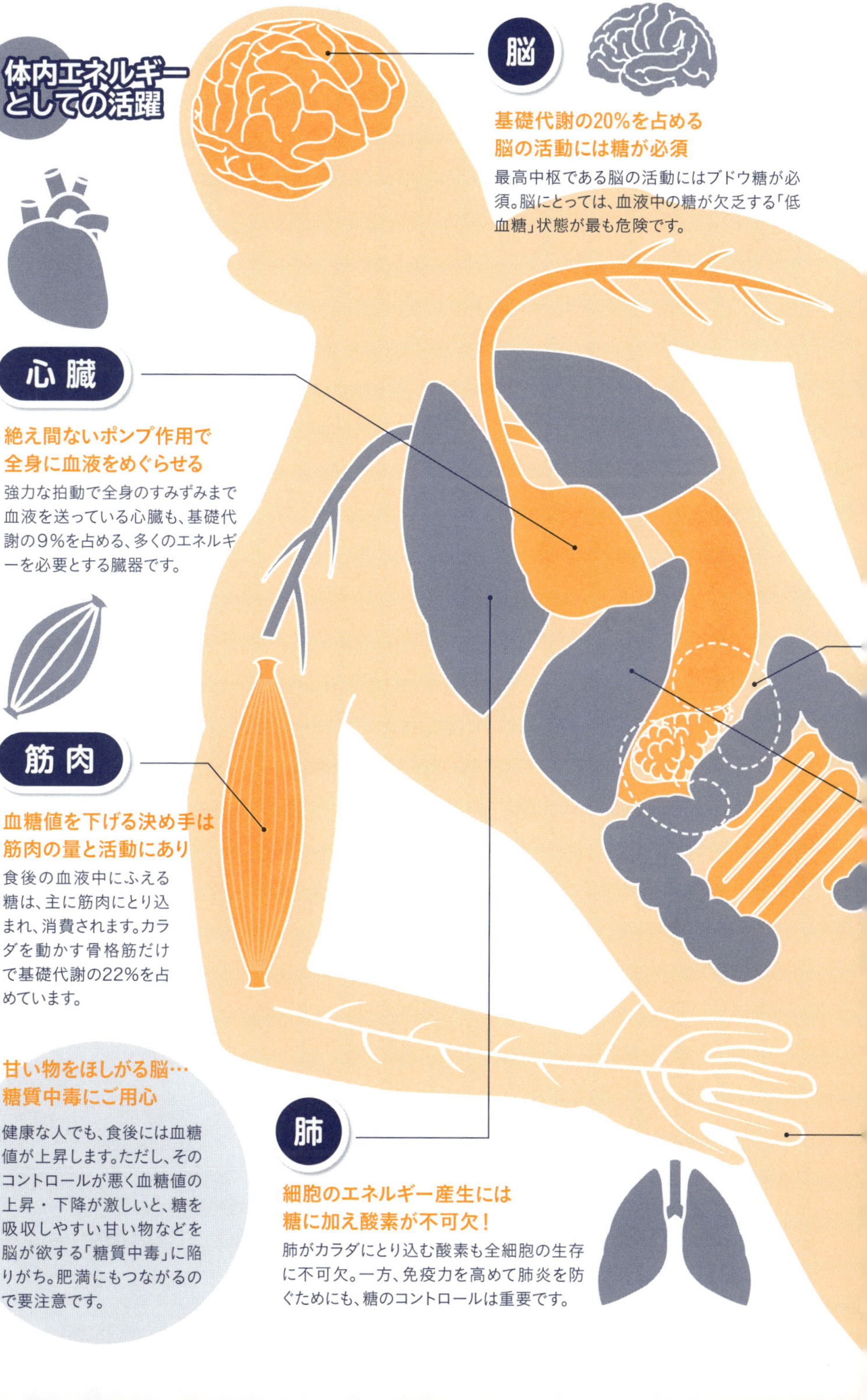

脳

基礎代謝の20%を占める
脳の活動には糖が必須

最高中枢である脳の活動にはブドウ糖が必須。脳にとっては、血液中の糖が欠乏する「低血糖」状態が最も危険です。

心臓

絶え間ないポンプ作用で
全身に血液をめぐらせる

強力な拍動で全身のすみずみまで血液を送っている心臓も、基礎代謝の9%を占める、多くのエネルギーを必要とする臓器です。

筋肉

血糖値を下げる決め手は
筋肉の量と活動にあり

食後の血液中にふえる糖は、主に筋肉にとり込まれ、消費されます。カラダを動かす骨格筋だけで基礎代謝の22%を占めています。

肺

細胞のエネルギー産生には
糖に加え酸素が不可欠！

肺がカラダにとり込む酸素も全細胞の生存に不可欠。一方、免疫力を高めて肺炎を防ぐためにも、糖のコントロールは重要です。

甘い物をほしがる脳…
糖質中毒にご用心

健康な人でも、食後には血糖値が上昇します。ただし、そのコントロールが悪く血糖値の上昇・下降が激しいと、糖を吸収しやすい甘い物などを脳が欲する「糖質中毒」に陥りがち。肥満にもつながるので要注意です。

新図解

健康のトリセツ シリーズ は…

あたらしい時代に必要な最新情報と実行しやすい「健康のコツ」をまとめた、あたらしいカラダの取扱説明書（トリセツ）です。

上がる原因5分でリセット！

あたらしい 血糖値を下げるのトリセツ

本書の使い方

PART 1

血糖値のギモンQ&Aでスッキリ!

▶P17〜P27

A：やさしい文章でギモンを解決！

B：図解でしくみをチェック！

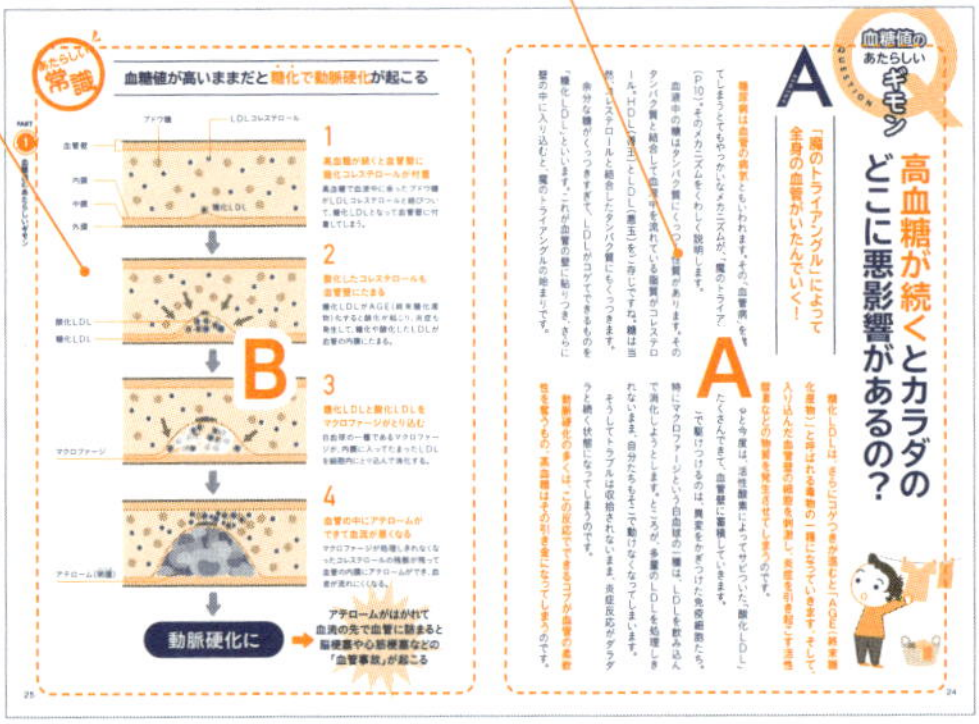

PART 2〜6

あたらしい「カラダのトリセツ」で高血糖をリセット!

▶P33〜P127

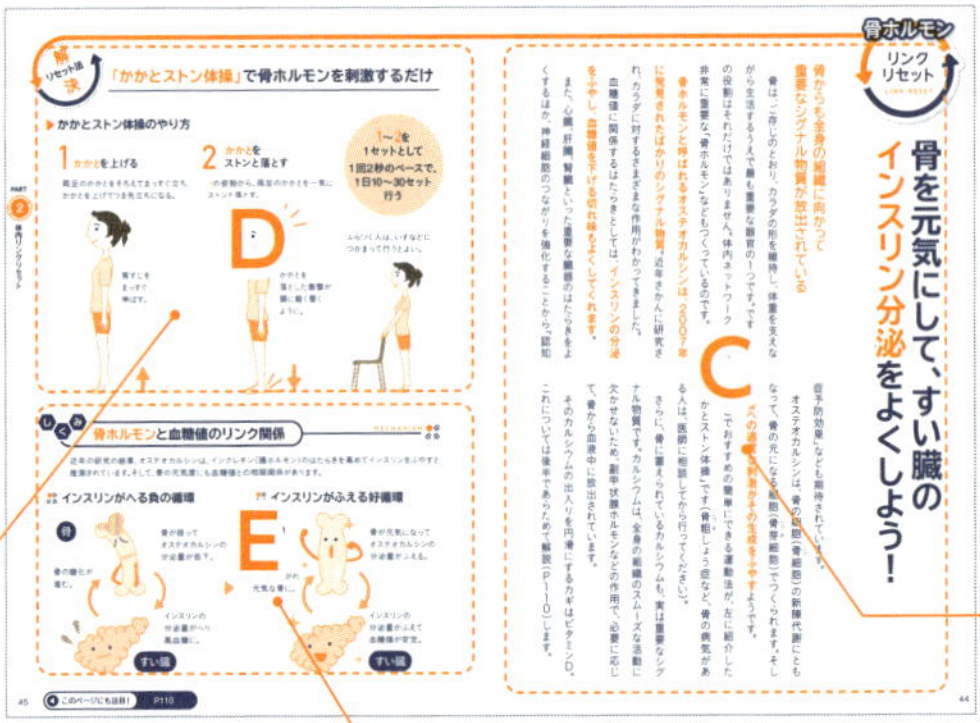

D：
5分でできる
メソッドを中心に
「解決リセット法」を
図解で紹介！

C：
カラダの中の
リンクリセットについて
やさしい文章で
最新情報をチェック！

E：
「解決リセット法」のしくみとはたらきが
図解でナットクできる！

血糖値が下がった10人の体験談

「生活リセットでみるみる改善しました!」

▶P28〜P32

読むだけで改善したくなる「やる気アップ」ストーリー！

コラム❶〜❺

「血糖値 気になる数字」

読むだけでちょっとオドロキの
ミニ知識で意識をリセット！

▶巻末特別データベース「見なおし栄養学」の使い方は、P129にあります。

健康診断で「異常値スルー」しない 血糖値のギモン Q&A

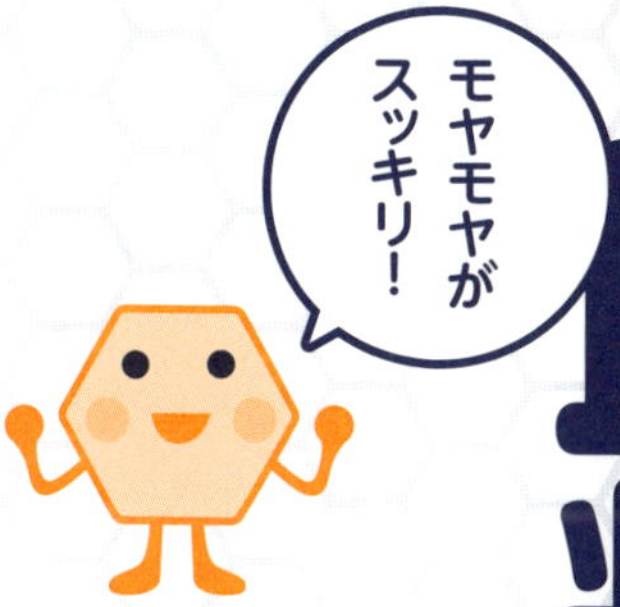

健診で出た異常値を放置するのは、これまでと比べものにならないほど大きなリスクです。はっきりわからなかった「血糖値が高いとはどういうことか?」のギモンを、今こそスッキリさせましょう。

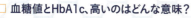

- □ 血糖値とHbA1c、高いのはどんな意味?
- □ 血糖値は高いときがあって当たり前?
- □ 高め安定だと何がどういけないの?
- □ 高血糖が続くとどこに悪影響が?
- □ 高いままほうっておくと、どうなるの?

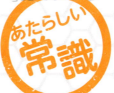

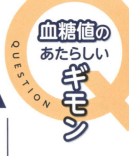

血糖値とヘモグロビンA1cが高いのはどんな意味なの？

ANSWER

カラダの「コゲ」が進むリスクを示している！

健康診断で気になる血糖値とヘモグロビンA1c（ＨｂＡ１ｃ）。項目は別々ですが、ともに糖尿病が進行していないかを、よりくわしく調べるために導入されてきました。

そして実は、これらの検査値は、カラダの中でコゲ（糖化）により細胞の劣化（老化）が進むリスクを示しているのです。

血液の最も重要な役割は、エネルギー源のブドウ糖と、それを燃やす酸素を、全身の細胞に届けること。ただし、そのブドウ糖の濃度が問題です。

ほどよい濃さならよいのですが、血液中のブドウ糖が濃すぎて血糖値が高い状態が続いている、つまり**高血糖だと、余分な糖が体内のあちこちでタンパク質にくっつき、コゲつきを起こしやすくなります**（P10）。

そして、**血流に乗って酸素を運んでいる赤血球内のコゲたタンパク質の割合が、まさにヘモグロビンA1cの値なのです**。健診で出たこの数値が高い人は、**赤血球だけでなく、血管や、血管の集まる内臓などでコゲによる劣化が進行します。**

血糖値が高いと動脈硬化や生活習慣病になりやすいのは、そのためです。そして、高血糖でさらに怖いのは、血液中の免疫細胞などが本来の力を発揮しにくくなり、感染症にも弱くなってしまうことです。

これからは、**コロナ肺炎のような感染症とも向き合いながら生きていく時代。糖尿病でなければよいのではなく、血糖値のコントロールが大事なのです。**検査値をこのようなあたらしい意識で考えていきましょう。

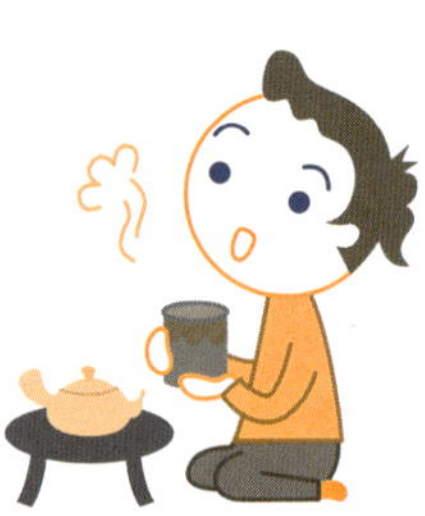

あたらしい常識

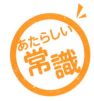

健診の結果から血糖現在値を確認しよう

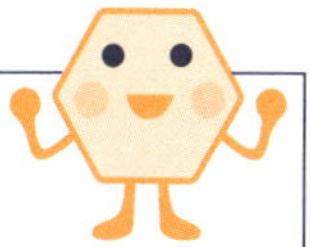

正常型

■ 空腹時血糖値
100mg/dl未満

■ HbA1c値
5.6%未満

正常型（高め）

■ 空腹時血糖値
100〜109mg/dl

■ HbA1c値
5.6〜5.9%

- 糖尿病に進行しやすい
- 年１回の健診などの情報提供

境界型

■ 空腹時血糖値
110〜125mg/dl

■ HbA1c値
6.0〜6.4%

- 非常に糖尿病に進行しやすい
- 負荷後２時間血糖値などで再検査

糖尿病型

■ 空腹時血糖値
126mg/dl以上

■ HbA1c値
6.5%以上

境界型は糖尿病予備群！高めの人も注意！

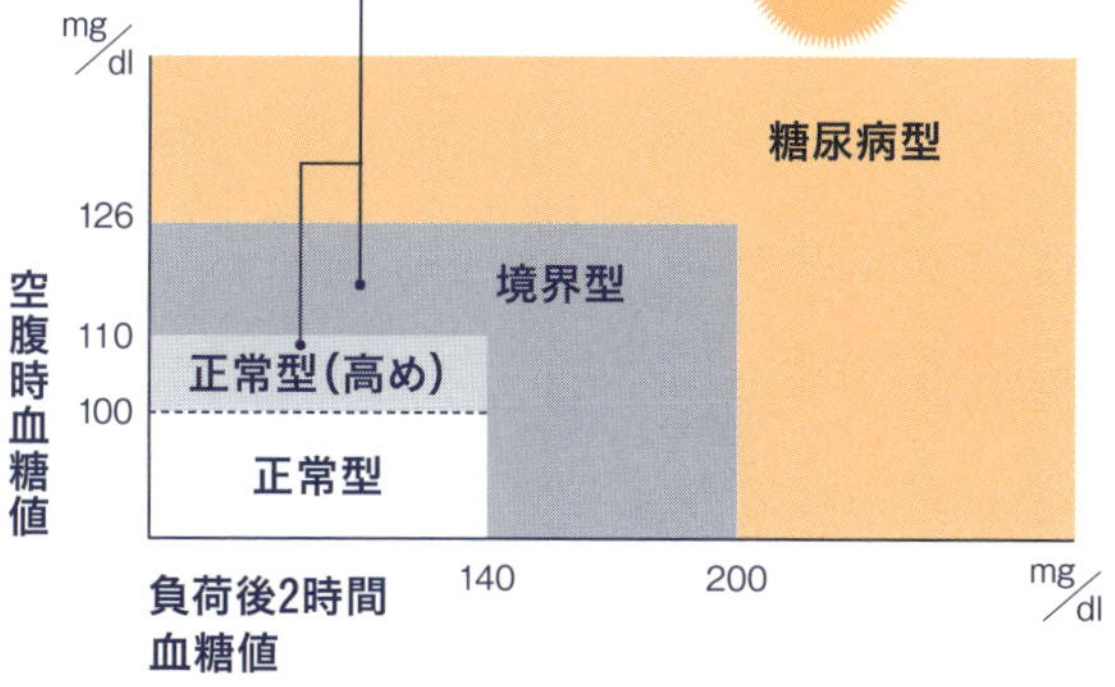

糖尿病かどうかを判定する検査値が複数あるのはなぜ？

血糖値の検査には、空腹時血糖値、負荷後２時間血糖値（75gのブドウ糖を含む液体を飲んで２時間後の血糖値）、食事とは関係なく調べる随時血糖値など複数の数値があります。血糖値は１日の中でも大きく変動するので、いろいろな方法で調べるのです。

参考：「糖尿病治療ガイド2020－2021」日本糖尿病学会

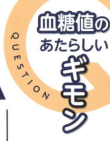

血糖値は**高いときがあって**当たり前なのでは？

ANSWER
高血糖の人は血糖値の変動が不安定で振れ幅が大きい！

健康な人でも、血糖値はふだんから上がったり下がったり変動しています。ストレスがかかったときなどにも血糖値は上がりますが、最も大きな要因は食事です。

食べた糖質が消化され、ブドウ糖として腸から吸収されると、血糖値はしだいに上がっていきます。ただし、食後1時間前後でピークに達する血糖値が140㎎／dlを超えることはめったにありません。そして健康な状態であれば、食後2時間ほどたつと、また食前と同じレベル（100㎎／dl未満）に下がって安定します。

つまり、**健康な人の血糖値は、常に高すぎも低すぎもしない範囲で、毎日同じように変動しているのです。**

ところが、その動きの振れ幅が大きくて、血糖値が簡単に140㎎／dlを超えたり、なかなか低くならずに「高め安定」してしまったりするのが高血糖です。

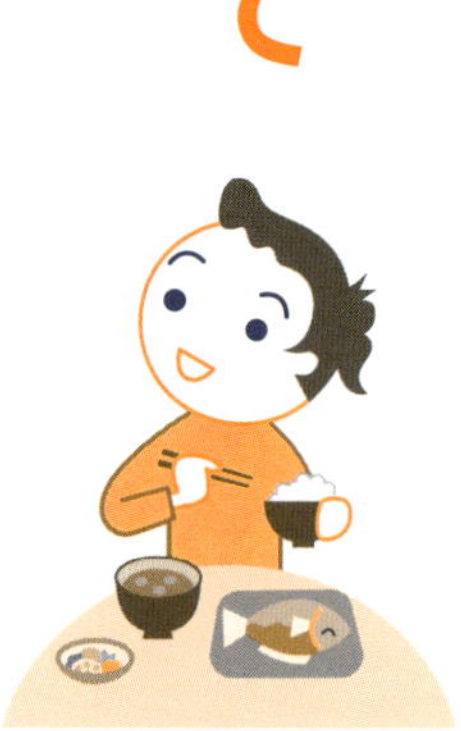

その中でも、**最近特に注目されているのが、健康診断では見つかりにくい「隠れ高血糖」**。これは、ふだんの血糖値は正常なのに、**食後にだけ血糖値がぐんぐん上がって140㎎／dlを超えてしまうものです。**

食事で糖質をとることによって上がった血糖値を下げているのは、インスリンというホルモンです。インスリンは、血液中に糖がふえるとすい臓から分泌され、血糖値を下げて一定の範囲に安定させています。そして、糖尿病にも隠れ高血糖にも、このホルモンのはたらきの乱れが深く関係しているので高血糖は見逃せないのです。

あたらしい常識

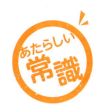

血糖値は変動の幅がコントロールされている

▶ 糖質をとると血糖値は上がるが、「健康な人」は高止まりしない

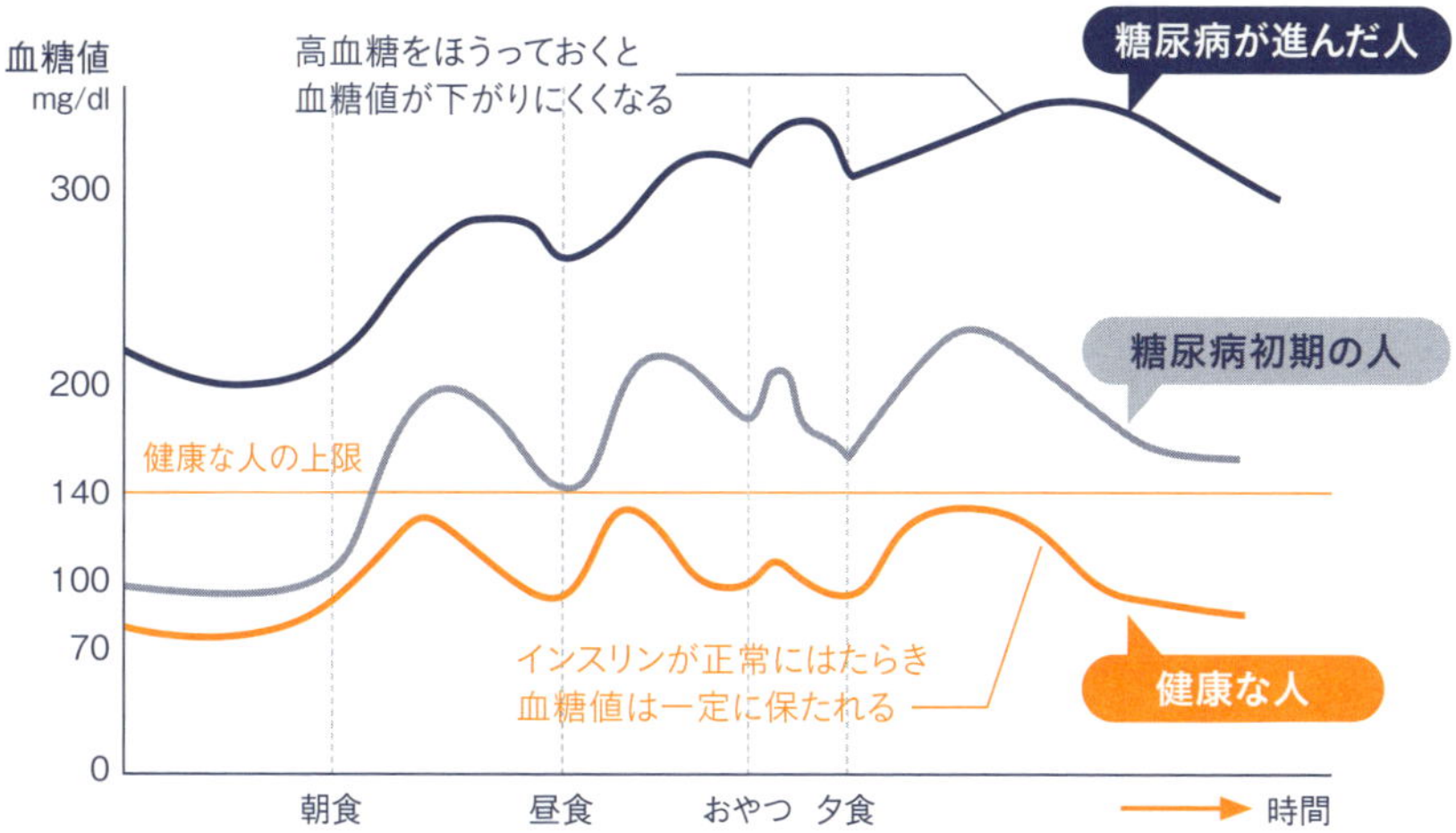

参考：「糖尿病治療のてびき2017 改訂第57版」日本糖尿病学会

▶ 糖質で上がった血糖値がインスリンによって下がるしくみ

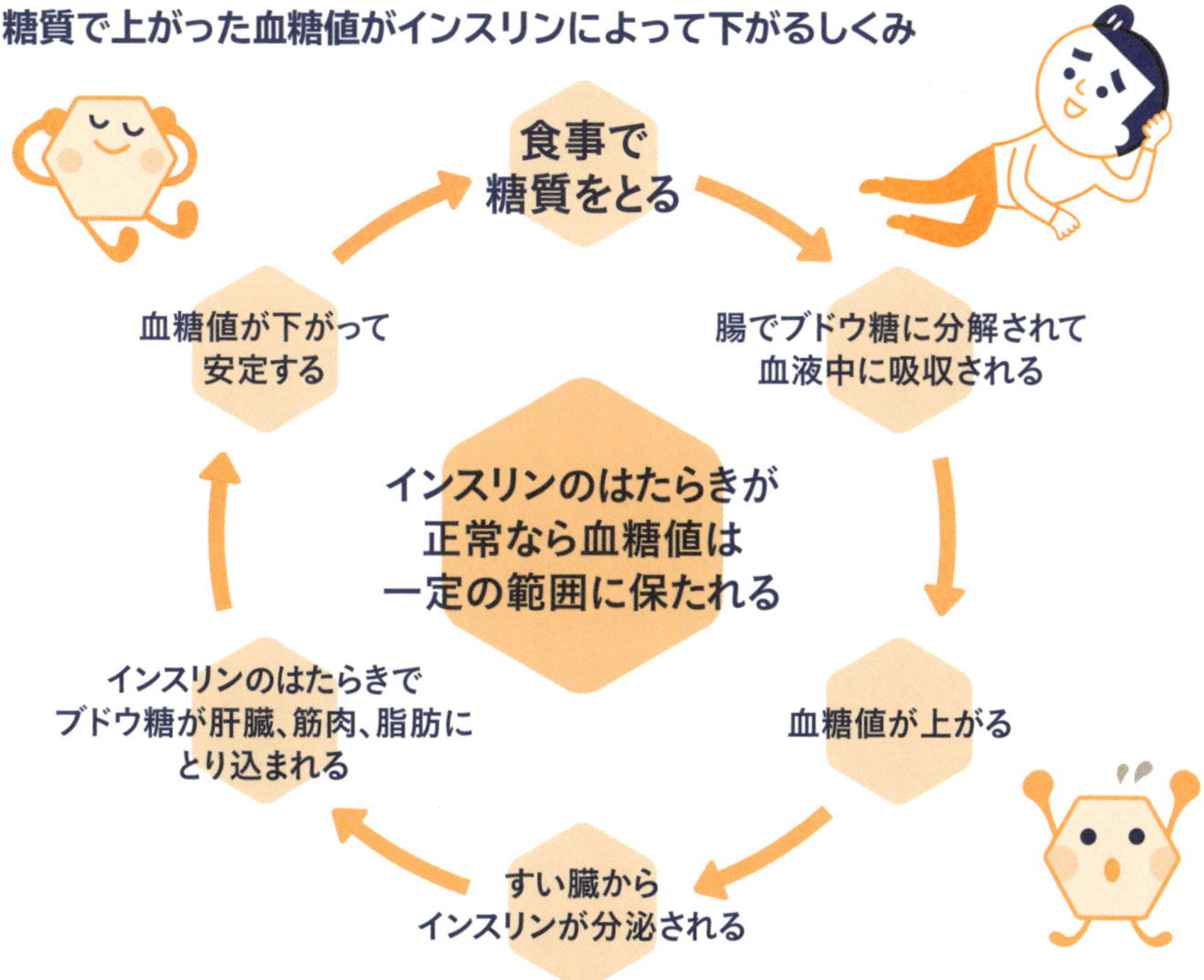

血糖値が高め安定だと何がどういけないの？

ANSWER

インスリンを分泌するすい臓が疲れて「悲鳴」を上げてしまう！

血糖値が高めだと何がいけないのでしょうか？

長年の研究で、高血糖とインスリンのはたらきと脂肪のたまりすぎによる肥満のかかわりまでがわかってきました。

まず、食後にすい臓から分泌された**インスリンは、血液中の余分なブドウ糖を、筋肉や肝臓の中にせっせと送り込みます**（P12）。そのはたらきによって血液中の糖がへり、血糖値が下がるわけです。

筋肉や肝臓の中に入ったブドウ糖は、貯蔵に適したグリコーゲンという形になって蓄えられます。そして、筋肉では筋肉自体のエネルギー源として使われ、肝臓では、食事がとれずに血糖値が下がったときに、ブドウ糖に戻してカラダを活動させるために利用されるのです。

これが、大昔から食べ物を得るのに苦労してきた人類のカラダに備わった「生存のためのしくみ」です。

ところが現代人は、多くの食べ物に囲まれた便利な生活を送っています。**食べすぎや運動不足の人が多く、夜遅くまで食べたり飲んだりもしています。**

すると、**血糖値はずっと「高め安定」になって、インスリンを分泌するすい臓に負担をかけ続けます。**さらに、過剰なブドウ糖は中性脂肪になって、脂肪組織にもたまっていき（P12）、**肥満の原因となって、インスリンのはたらきも悪くしてしまいます。**つまり高血糖は、食べすぎや飲みすぎ、運動不足といった生活習慣の乱れに、すい臓が悲鳴を上げている状態なのです。

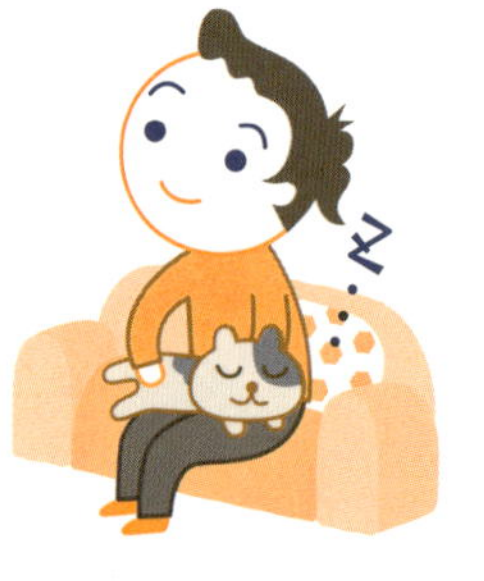

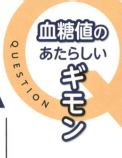

あたらしい常識

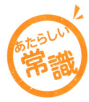

高血糖に向かう**生活習慣**を変える意識を！

食生活をチェック

- □ 朝食は食べないことが多い
- □ お菓子や清涼飲料水をよく口にする
- □ いつも満腹になるまで食べ続ける
- □ 夜遅く多食してすぐに寝てしまう
- □ ほとんどかまずに食べている

運動量をチェック

- □ 運動はたまにしかしない
- □ 毎日ほとんど歩かない
- □ 座っている時間が長い
- □ 少しの距離でもクルマを使う
- □ 階段よりエスカレーターを使う

10項目のうち1つでも当てはまったら要注意

↓

血液中のブドウ糖の量が急速にふえ、インスリンが大量に分泌されて、ブドウ糖が肝臓、筋肉、脂肪にとり込まれる

筋肉量がへったりエネルギーが余ったりして、脂肪がふえる

↓

肥満になる

↓

すい臓が疲れてインスリンの分泌量がへる

インスリンのはたらきが低下する

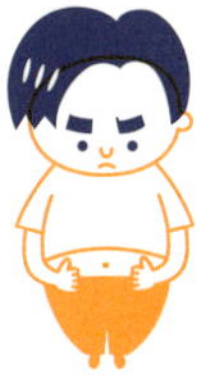

↓

糖尿病予備群

ブドウ糖が血液中に余って高血糖に

↓

糖尿病を発症・悪化

QUESTION

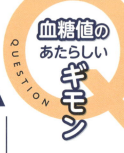

血糖値の
あたらしい
ギモン

高血糖が続くとカラダのどこに悪影響があるの？

ANSWER

「魔のトライアングル」によって全身の血管がいたんでいく！

糖尿病は血管の病気ともいわれます。その「血管病」を進めてしまうとてもやっかいなメカニズムが、「魔のトライアングル」（Ｐ10）。そのメカニズムをくわしく説明します。

血液中の糖はタンパク質にくっつく性質があります。そのタンパク質と結合して血液中を流れている脂質がコレステロール。ＨＤＬ（善玉）とＬＤＬ（悪玉）をご存じですね。糖は当然、コレステロールと結合したタンパク質にもくっつきます。

余分な糖がくっつきすぎて、ＬＤＬがコゲてできるものを「糖化ＬＤＬ」といいます。これが血管壁に貼りつき、さらに壁の中に入り込むと、魔のトライアングルの始まりです。

糖化ＬＤＬは、さらにコゲつきが進むと「ＡＧＥ（終末糖化産物）」と呼ばれる毒物の一種になっていきます。そして、入り込んだ血管壁の細胞を刺激し、炎症を引き起こす活性酸素などの物質を発生させてしまうのです。

すると今度は、活性酸素によってサビついた「酸化ＬＤＬ」もたくさんできて、血管壁に蓄積していきます。

そこで駆けつけるのは、異変をかぎつけた免疫細胞たち。特にマクロファージという白血球の一種は、ＬＤＬを飲み込んで消化しようとします。ところが、多量のＬＤＬを処理しきれないまま、自分たちもそこで動けなくなってしまいます。

そうしてトラブルは収拾されないまま、炎症反応がダラダラと続く状態になってしまうのです。

動脈硬化の多くは、この反応でできるコブが血管の柔軟性を奪うもの。高血糖はその引き金になってしまうのです。

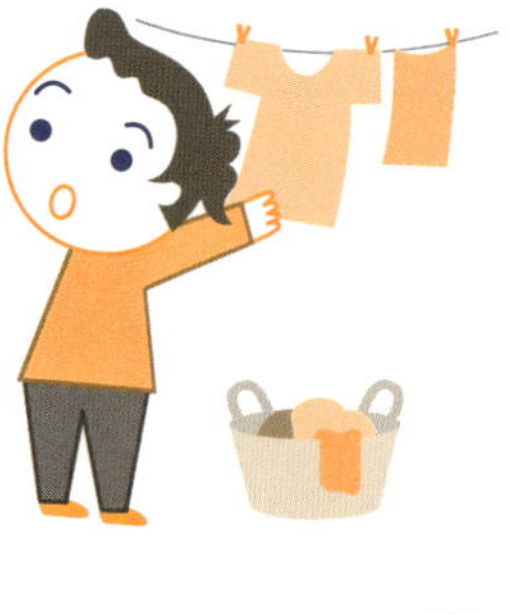

あたらしい常識

血糖値が高いままだと糖化で動脈硬化が起こる

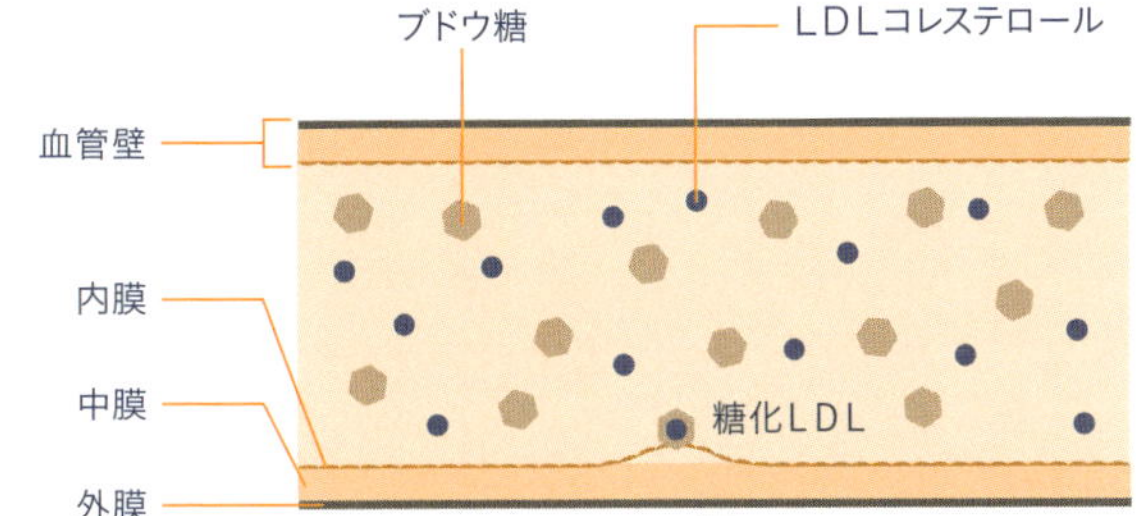

1
高血糖が続くと血管壁に糖化コレステロールが付着

高血糖で血液中に余ったブドウ糖がLDLコレステロールと結びついて、糖化LDLとなって血管壁に付着してしまう。

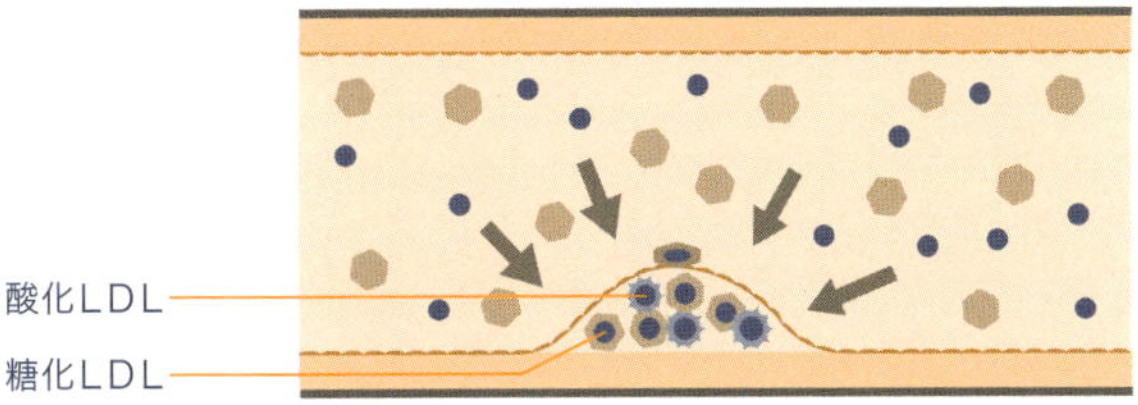

2
酸化したコレステロールも血管壁にたまる

糖化LDLがAGE(終末糖化産物)化すると酸化が起こり、炎症も発生して、糖化や酸化したLDLが血管の内膜にたまる。

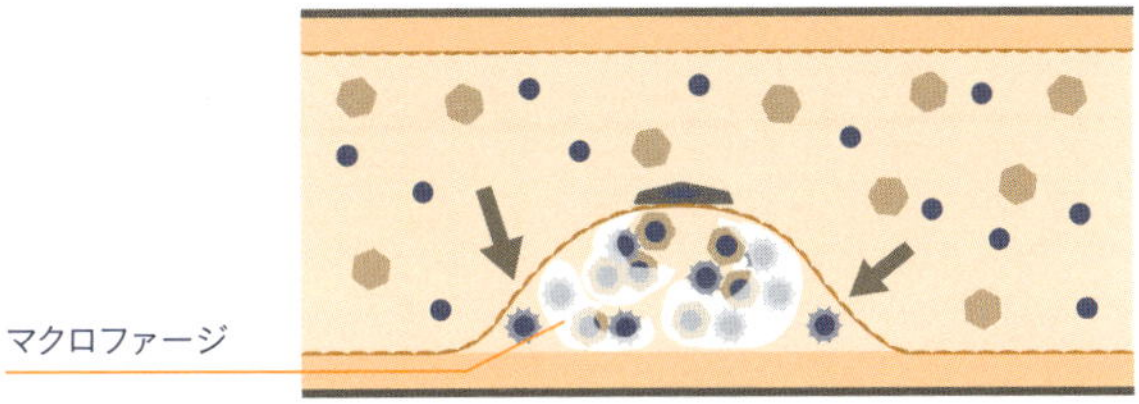

3
糖化LDLと酸化LDLをマクロファージがとり込む

白血球の一種であるマクロファージが、内膜に入ってたまったLDLを細胞内にとり込んで消化する。

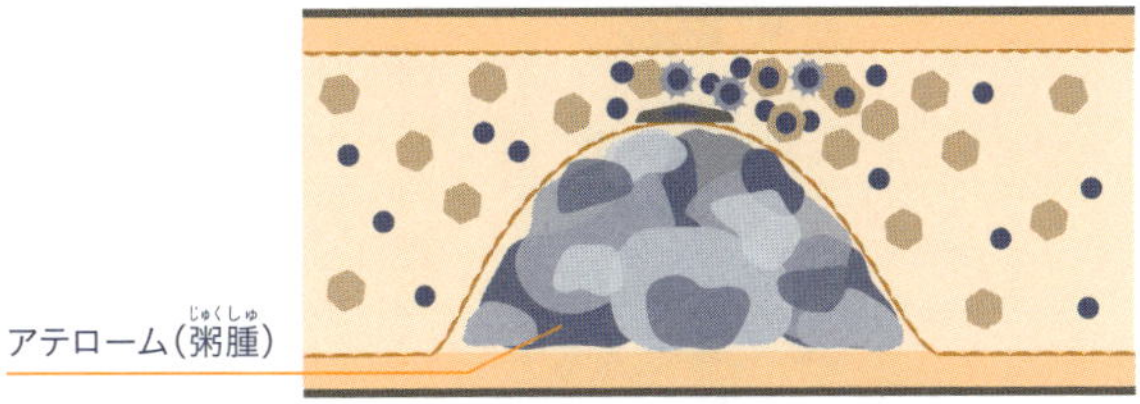

4
血管の中にアテロームができて血流が悪くなる

マクロファージが処理しきれなくなったコレステロールの残骸が残って血管の内膜にアテロームができ、血液が流れにくくなる。

動脈硬化に → **アテロームがはがれて血流の先で血管に詰まると脳梗塞や心筋梗塞などの「血管事故」が起こる**

ANSWER

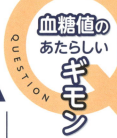

高いままほうっておくとこれからはどうなるの？

血管がボロボロになって全身でさらに深刻な病気が！

私たちのカラダには、動脈と静脈の太い血管のほか、毛細血管という髪の毛の太さの約10分の1の細い血管が網の目のように張りめぐらされ、全身のすべての細胞に糖と酸素を送り届けています。高血糖が続くと、このネットワークのあらゆる場所で、動脈硬化のような血管の劣化が進みます。

糖尿病になっても自覚症状がないからと、**甘くみて高血糖をほうっておくと、5～10年で「合併症」と呼ばれる病気が現れます**。その代表が、「3大合併症」の糖尿病網膜症と糖尿病腎症、糖尿病神経障害です。目の網膜と腎臓には毛細血管が集中していて、その**血管がボロボロになると網膜症や腎症に直結します。神経障害は、血管のいたみによる細胞の栄養不足や老廃物の蓄積が原因の1つ**とされています。

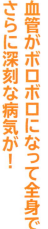

高血糖で起こりやすくなる病気はほかにも多く、新型コロナウイルスなどの感染症もその1つ。あたらしい時代には、**高血糖を放置していたら「何が起こるかわからない」ともいえるのです**。この先、後悔しなくてすむように、今すぐ、できることから、血糖値のコントロールを始めましょう。

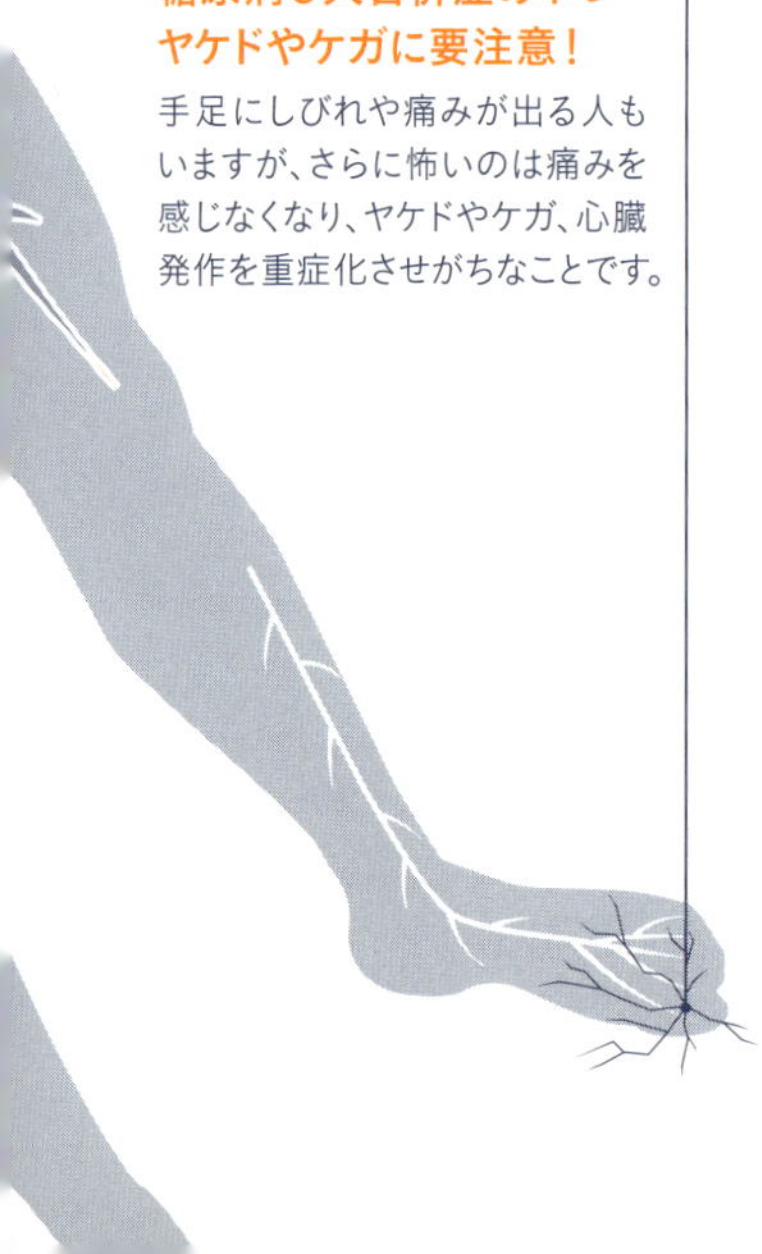

神経障害

糖尿病3大合併症の1つ ヤケドやケガに要注意！

手足にしびれや痛みが出る人もいますが、さらに怖いのは痛みを感じなくなり、ヤケドやケガ、心臓発作を重症化させがちなことです。

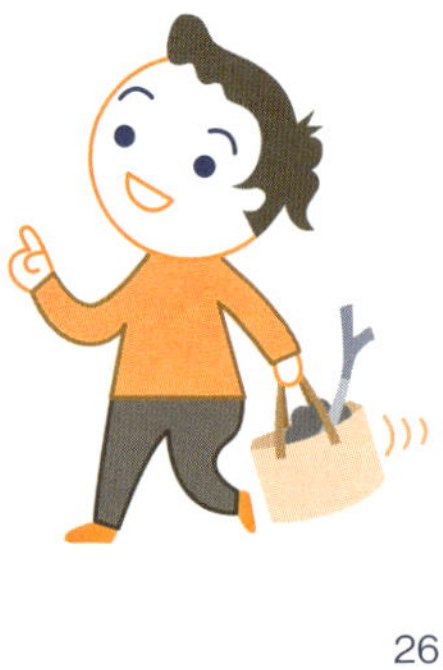

あたらしい常識

ほっとらかし高血糖がもたらす「7つ」のリスク

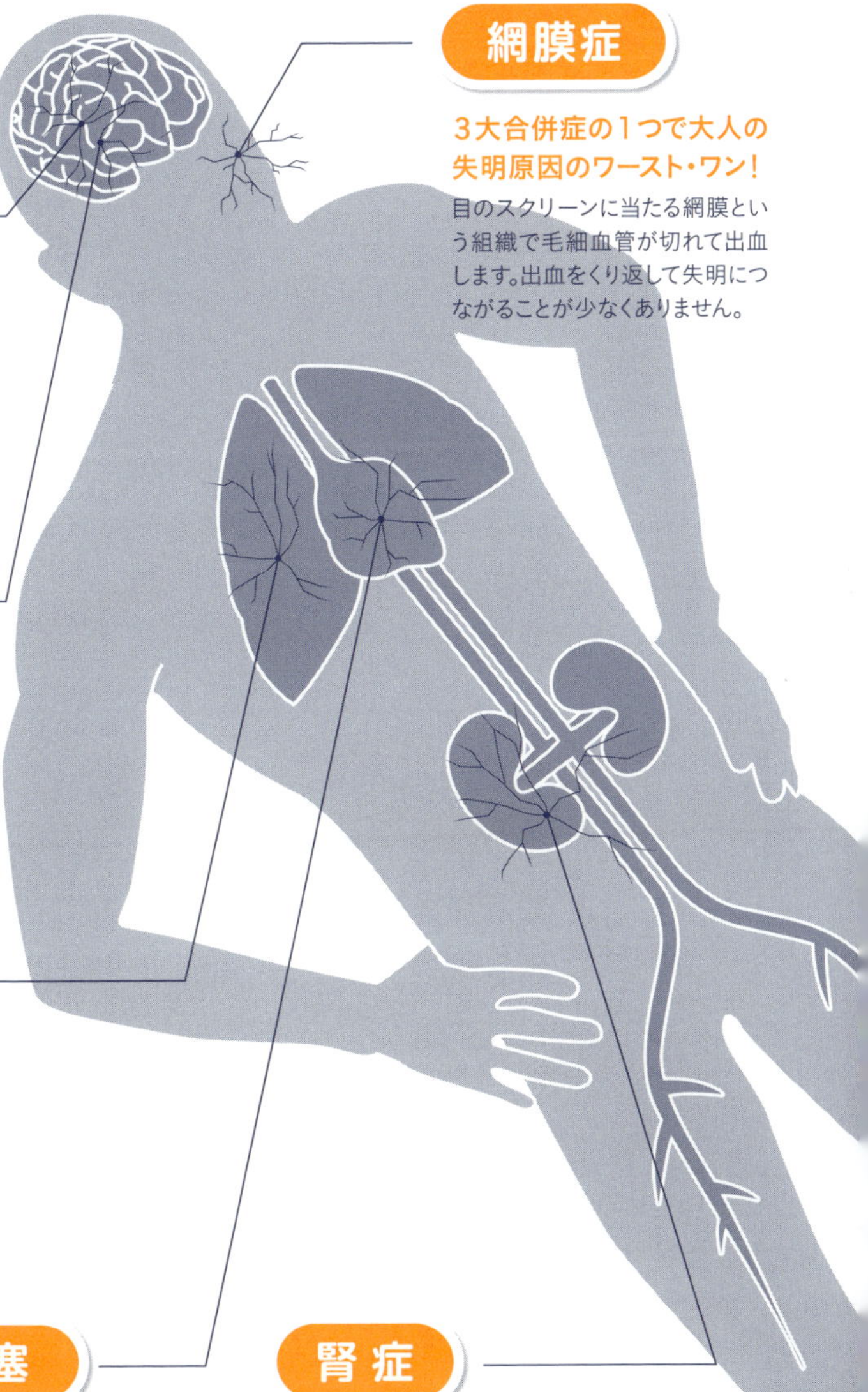

認知症

高血糖がジワジワと脳もいためつけていく

アルツハイマー病の人の脳にはAGE（P24）が健康な人の3倍以上蓄積、との報告も。糖化は脳の老化も進めるのです。

脳梗塞

脳の血管が詰まる！恐ろしい血管トラブル

高血糖で動脈硬化が進むと2～4倍、脳梗塞が起こりやすくなります。早期治療で命が助かってもマヒや認知症の原因になります。

感染症

ウイルスなどの病原体への抵抗力も低下する！

ウイルス性肺炎やインフルエンザのほか、泌尿器感染症（膀胱炎、腎炎）や、皮膚感染症（水虫など）にもかかりやすくなります。

網膜症

3大合併症の1つで大人の失明原因のワースト・ワン！

目のスクリーンに当たる網膜という組織で毛細血管が切れて出血します。出血をくり返して失明につながることが少なくありません。

心筋梗塞

心臓の血管が詰まって命にかかわる事態に！

糖尿病の合併症でもある動脈硬化は、脳梗塞と並んで、心筋梗塞の発症リスクも2～4倍にハネ上げてしまうといわれています。

腎症

3大合併症の1つ 最後は透析が必要に！

腎臓は毛細血管のかたまりのような臓器。高血糖を放置すると、尿をつくって血液を浄化する役割が果たせなくなっていきます。

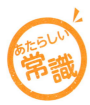

血糖値が下がった10人の体験談

生活リセットで みるみる 改善しました！

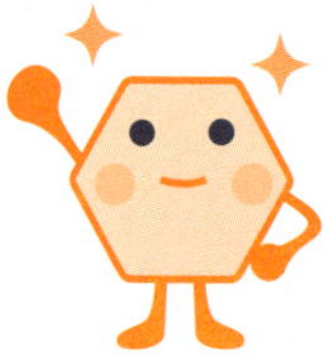

私たちのカラダは
生活様式で大きく変わります。
ご紹介する10人の体験例のように、
高血糖が続いたり
早期の糖尿病と診断されたりしても、
生活習慣をちょっと変えさえすれば
何歳からでも薬に頼ることなく改善できるのです。

1日3本の甘い缶コーヒーを無糖に変えた

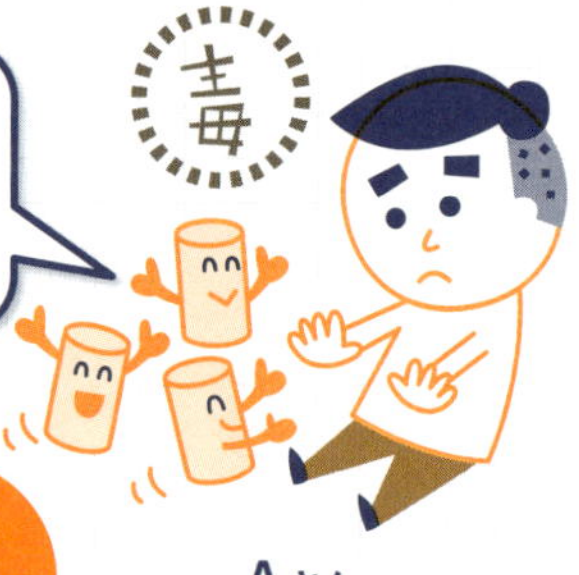

Aさん
57歳・男性

1年後には…

ヘモグロビンA1c	体重
7.8% ▶ 5.9%	76kg ▶ 64kg　−12kg!

Aさんは、健診で血糖値が158mg／dlと高く、再検査でもヘモグロビンA1cが7.8%と高血糖で、糖尿病と診断されました。血糖値を正常域に維持するため、血糖降下剤を一生飲み続けるように指導され、1日1万歩のウォーキングとカロリー制限の食事療法も合わせてすすめられました。

高血糖を、薬ではなく、食事を変えることでなんとか治したいというAさんは、**まず意識改革をしました**。最近太りだし、体重は76kg（身長167cm）にふえ、おなかが出てこれまでのズボンがはけなくなったAさん。「砂糖入りコーヒーとジャムをたっぷり塗った食パン」の朝食を、**緑茶と、目玉焼き、納豆、米飯、キウイフルーツなどに変えました**。のどが渇くと1日3本ほど飲んでいた甘い缶コーヒーを**無糖のコーヒーに変えた**のです。**「甘い物は毒だ」とイメージ**。コーヒーを、**ときには緑茶に変えました**。1年後にはヘモグロビンA1cは5.9%に下がり、体重は64kgに減量し、以前のズボンがはけるようになりました。現在は毎日体重を量り、肥満防止に努めています。

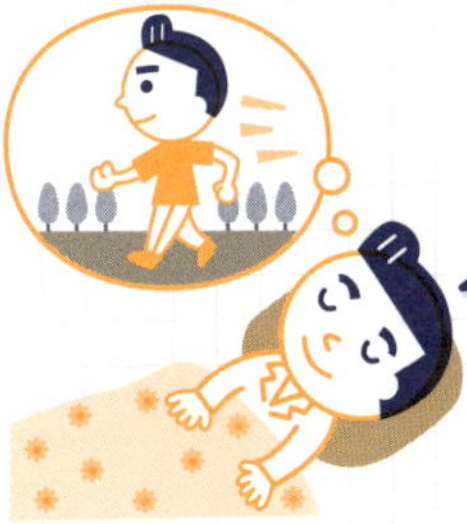

夜中にたびたび目が覚めた 不眠を改善した

Bさん
68歳・男性

半年で…

ヘモグロビンA1c	体重	
7.5% ▶ 5.9%	74.3kg ▶ 71.2kg	−3.1kg!

Bさんは、身長168cm、体重74.3kg、ヘモグロビンA1cは7.5%と高値で、血圧も、上／下が138／88mmHgと高値。LDLコレステロール値は117mg／dlと正常でしたが、HDLコレステロール値が39mg／dlと低かったのです。運動不足などで夜間の睡眠が不良で、夜中に2回ほど起きることが多くありました。

歩く時間をふやし、途中で飲んでいたスポーツドリンクはお茶に変えました。生活習慣の改善を始める前までは、**焼き菓子など甘いお菓子を食べることが多くなっていましたが、ナッツに変えた**のです。**加工肉を食べる回数を少なくして塩分摂取量をへらし、生の魚を食べる回数をふやしました。**半年後には、以前のような不眠がすっかり改善されて生活のリズムがよくなりました。体重は71.2kgに減量、ヘモグロビンA1cは5.9%に改善、血圧も126／75mmHgまで下がったのです。

甘い果物は控えて キウイフルーツをとる

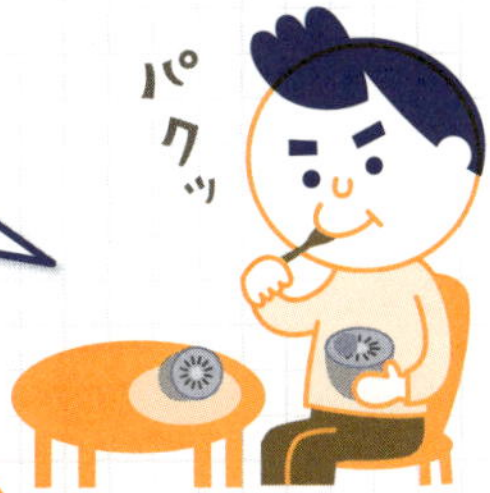

Cさん
48歳・男性

半年で…

ヘモグロビンA1c	体重	
7.2% ▶ 6.0%	93.9kg ▶ 86.4kg	−7.5kg!

Cさんは身長175cm、体重93.9kg、ヘモグロビンA1cは7.2%で、糖尿病を合併したメタボリックシンドロームと診断されました。血圧は156／95mmHgと高血圧を合併。中性脂肪値は160mg／dlで、HDLコレステロール値は38mg／dlでした。肝機能値はかろうじて正常でした。

甘い物が好きなCさんは、すぐに空腹感が強くなるので、砂糖入りコーヒー、ようかんや菓子パンなど、よく間食をしていましたが、それをやめました。**ブラックコーヒーに変えて**、これまであまりとらなかった**野菜を多くとる**ように努め、**キャベツ、ゴボウ、タマネギ、海藻類をサラダや煮物にして食べる**ようにしたのです。**甘い果物は控えめにして、キウイフルーツをとる**ようにしました。半年後には、肥満はあるものの体重は86.4kgまで減量し、ヘモグロビンA1cは6.0%まで改善したのです。

アルコールはワインにして食べる順番も変えた

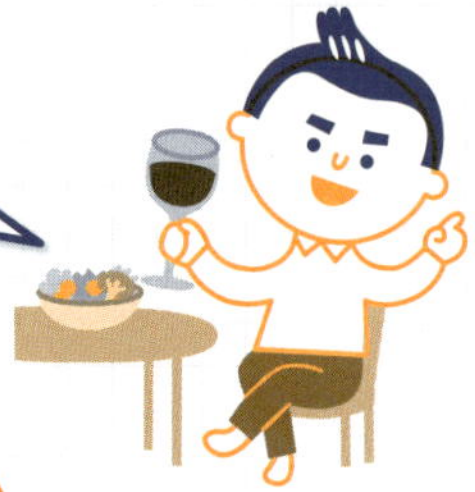

1年後には…

- ヘモグロビンA1c　7.7% ▶ 5.9%
- 体重　87kg ▶ 77.6kg　−9.4kg!

Dさん
52歳・男性

Dさんは、身長170cm、体重87kg、ヘモグロビンA1cは7.7%で、肝機能に異常が認められました。アルコールが好きで、毎晩ビール、日本酒、焼酎を飲み、食事では米飯、パン、めん類など炭水化物を多くとり、ポテトチップスをよく間食していました。

アルコールはワインに変えました。炭水化物の摂取量を半減させるとともに、食べる順番を変えて、食事の最後のほうにとるようにしたのです。**総菜も種類をふやして、野菜や大豆食品を積極的にとる**ようにしました。空腹感が強いときは、**ヨーグルトにきな粉を混ぜて食べた**のです。すると1年後には、体重77.6kgまで減量でき、ヘモグロビンA1cは5.9%まで改善しました。インスリンのはたらきが促進された結果とみられます。

主食のごはんの量を半分にへらした

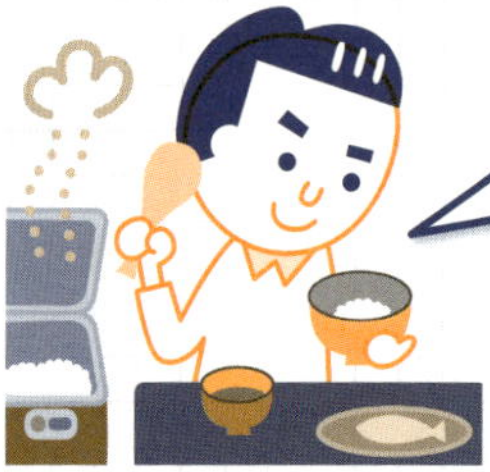

Eさん
55歳・男性

1年後には…

- ヘモグロビンA1c　8.0% ▶ 6.6%

Eさんは、身長178cmで体重は81.2kgと、それほどの肥満ではありませんでしたが、海外出張から帰国後の健診で、ヘモグロビンA1cが8.0%の高値とわかり、直ちに糖尿病の薬を服用するようにすすめられました。血圧は148／84mmHgと高血圧を合併していましたが、中性脂肪値は148mg／dl、HDLコレステロール値は55mg／dlで、いずれも基準値以内。LDLコレステロールは130mg／dlでした。

運動はゴルフを月1回する程度で、夜の宴会でアルコールを飲む機会が多かったのです。日中に3回ほど砂糖をたっぷり入れた甘いコーヒーを好んで飲むという毎日でした。

そこで、**まずコーヒーに入れる砂糖をハチミツに変え、次の段階でミルクを入れるだけのコーヒーに変えた**のです。食事では、**主食のごはんの量をこれまでの半分にして糖質の摂取量をへらしました**。その結果、1年後には薬を飲まない状態でヘモグロビンA1cが6.6%まで低下したのです。

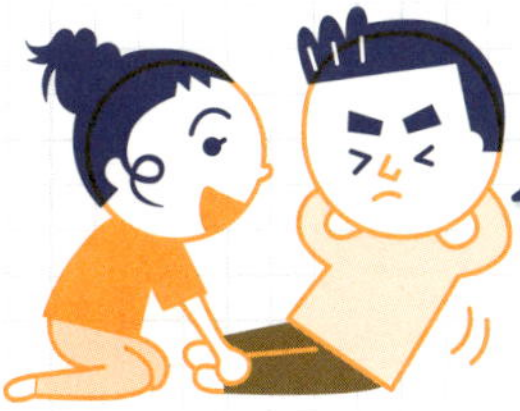

まず禁煙したうえで ウォーキングと家での筋トレ

Fさん
62歳・男性

1年後には…

ヘモグロビンA1c	体重	
7.8% ▶ 5.9%	73.8kg ▶ 64.2kg	−9.6kg!

タバコを1日20本吸っていたFさん。身長170cm、体重73.8kgで、健診結果はヘモグロビンA1cが7.8%。血圧は145／92mmHg、中性脂肪値は206mg／dl、LDLコレステロール値は139mg／dl、HDLコレステロール値は39 mg／dlで、動脈硬化のリスクが高かったのです。そこで、**まず禁煙する**とともに、これまで**好きだった甘いお菓子をやめ**、のどが渇いたときには、**好きな清涼飲料水ではなくお茶を飲むように変える**など改善してみました。

また最近は運動不足だったので、**1日1万歩を目標に歩くようにし、家にいるときは筋トレをするようにしました**。その結果、1年後に体重は64.2kg、ヘモグロビンA1cは5.9%に改善し、血圧も126／88 mmHgまで下がったのです。

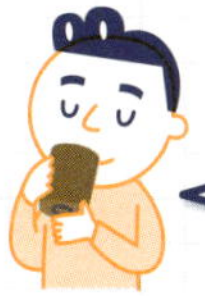

大好きなコーラを やめて お茶に変えた

Hさん 48歳・男性

コーラをやめたら…

ヘモグロビンA1c	
10.0% ▶ 正常化	

Hさんは、甘い物が大好きで、食事のときには、いつも最初にコーラを飲んでいました。アルコールに弱いので、宴会などでは、周りの人がビールで乾杯するときにHさんはコーラで乾杯し、その後も何杯もおかわりします。あるとき、検査結果でヘモグロビンA1cが10%ほどあり、糖尿病と診断されたHさんは、インスリン注射をしないといけないといわれました。

なんとか注射なしで治したいと、**コーラをやめてお茶に変えた**ところ、薬の服用やインスリン注射なしで、ヘモグロビンA1cが正常値になりました。

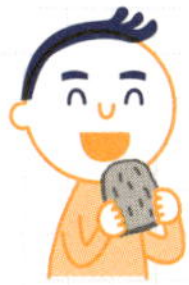

白米を玄米に 白いパンを ライ麦パンに変えた

Gさん 61歳・男性

1年後には…

ヘモグロビンA1c	体重	
7.6% ▶ 6.0%	99.6kg ▶ 92kg	−7.6kg!

Gさんは、身長180cm、体重99.6kgと肥満していました。血圧は134／82mmHg、ヘモグロビンA1cは7.6%で、糖尿病と診断されました。主食は大盛りの白米や白いパンを多く食べ、ロースカツなど脂っこい物が好きで、野菜の摂取量は少なかったのです。

食事を見なおし、**白米を玄米に、白いパンはライ麦パンに変えて**、これまで多かった**じゃがいもをブロッコリーに。脂身の多い肉はできるだけ脂肪分をカットして食べるように**したのです。すると、1年後の体重は92kgにへり、ヘモグロビンA1cは6.0%に改善しました。

よくかんでゆっくり食べるようにした

1年後には…

ヘモグロビンA1c
7.5% ▶ 5.8%

体重
74.2kg ▶ 68.2kg
−6kg!

Iさん
59歳・男性

Iさんは、身長165cm、体重74.2kg、ヘモグロビンA1cは7.5%、血圧は122／74mmHg、中性脂肪値は208mg／dl、LDLコレステロール値は122mg／dl、HDLコレステロール値は72mg／dl、γ-GTPは20 IU／lで、糖尿病に高中性脂肪血症を合併していましたが、自覚症状は特にありませんでした。食事が不規則で早食いのIさんは、メインの食事は夕食で遅い時間帯になることが多かったのです。

そこで、**かむ回数をできるだけふやし、ゆっくり飲み込むようにして食事時間を延ばし、夕食の時間を早めて、食べる順番を考え糖質を後で食べるようにしました。**野菜ジュースの一気飲みのかわりに、特に**野菜をよくかんでゆっくり食べる**ようにしたのです。1年後のヘモグロビンA1cは5.8%まで改善し、体重は68.2kgに減量しました。腸内フローラ（P36）が整い、血糖値に好影響があったようです。

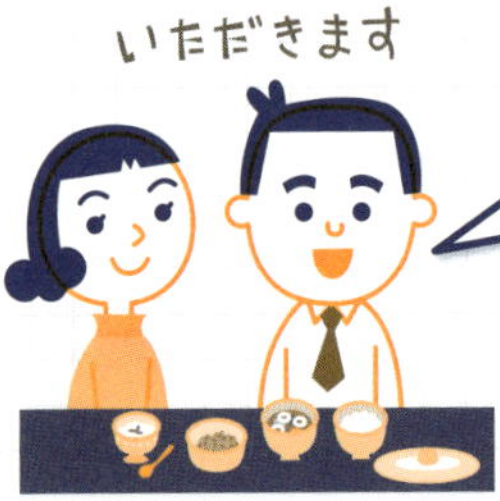

朝食は抜かずに卵、納豆、ヨーグルトをとる

Jさん
46歳・男性

半年で…

ヘモグロビンA1c
7.2% ▶ 6.1%

体重
72.4kg ▶ 65.7kg
−6.7kg!

Jさんは、身長161cmで72.4kgと肥満があり、ヘモグロビンA1cは7.2%と高値のため糖尿病と診断されました。アルコールが好きで毎日ビールをかなり飲んでいたので肝機能に異常が認められ、アルコール性脂肪肝を合併していることがわかりました。中性脂肪値が205mg／dlと高く、血圧は、138／84mmHgとやや高値でした。

夜遅くまで飲酒し、睡眠時間が短く、朝食を抜くことも多かったJさん。肝臓が悪くなると、糖代謝の異常も引き起こされるので、肝機能を改善しながら糖尿病を治すために、**週2日の休肝日をつくって肝臓を休ませました。朝食でタンパク質を補給するため、卵、納豆、ヨーグルトなどから好きなものを食べる**ようにしました。すると半年後には、ヘモグロビンA1cは6.1%に低下して体重は65.7kgまでへり、肝機能の改善傾向もみられたのです。

5分でできる 体内リンクリセット

LINK RESET

全身どこからでも改善できる 血糖値を下げるスイッチ ON!

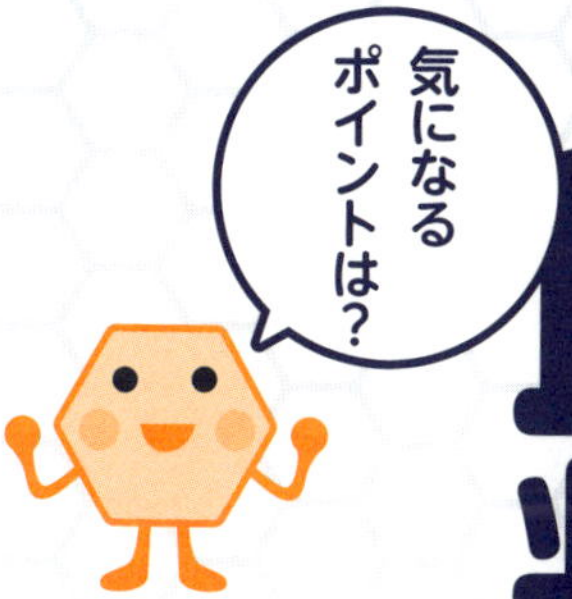

人体はネットワークです。健康バランスを保つスイッチは体内にリンクして備えられています。このあたらしい発想で、気になるポイントのリセットスイッチをONにすれば、血糖値は驚くほど下がっていきます。

▶解決リセット法×しくみ新図解

- □腸内細菌リンクを発酵食品と食物繊維でリセット
- □免疫力リンクをカラフル食品でリセット
- □すい臓ホルモンリンクを「1日5食」でリセット
- □腸ホルモンリンクを食べ順を変えてリセット
- □骨ホルモンリンクを「かかとストン体操」でリセット
- □歯周病リンクを小きざみ歯磨きでリセット
- □自律神経リンクを深呼吸とタオル刺激でリセット
- □血流リンクをふくらはぎマッサージでリセット
- □脳神経リンクを良質な睡眠習慣でリセット
- □体内時計リンクを目覚め後1時間でリセット
- □遺伝子リンクを週1回プチ断食でリセット
- □臓器コネクトリンクを減塩と減酒でリセット
- □筋肉リンクをピンク筋スクワットでリセット
- □肺機能リンクをイメージ転換禁煙でリセット

体内リンク
リセットマップ
LINK RESET MAP

気になるポイントから始めればOK！
血糖値を下げる体内リンクリセット法

カラダの中のリセットスイッチをONにするだけ

高血糖の人は、過剰な糖で「血液ドロドロ」、魔のトライアングルで「血管のいたみ」が進行中という、共通の問題を抱えています。その状態をほったらかしにしておくと、感染症にかかりやすくなったり、将来的に血管トラブルや認知症を発症したりするリスクがあります。しかし、高血糖を起こしている原因は人によって千差万別。食事の内容が悪い、食べ方に問題がある、運動不足、睡眠不足、さらには体内の細菌が悪さをしているなど、さまざまな要素がカラダの中で複雑にリンクして、高血糖につながっています。「自分の場合はこれ？」と思い当たることがあったら、その負のリンクをリセットするスイッチを入れて、血糖コントロールに役立てていきましょう。この板倉式「体内リンクリセット」は、体内ネットワークのバランスを整えて高血糖を改善する最新のアプローチなのです。

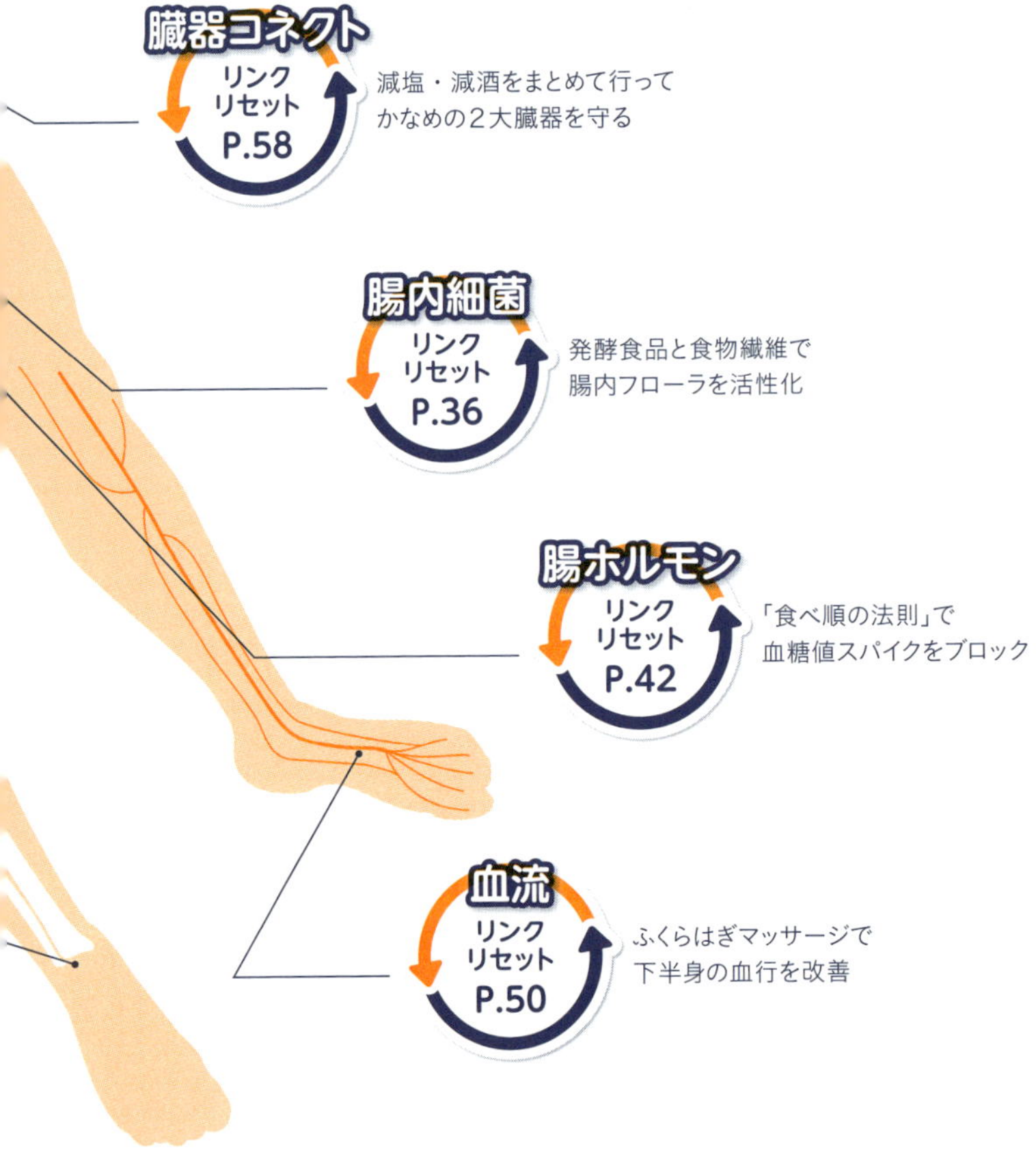

リンクしている全身に
高血糖 リセットスイッチが14もあるんです!

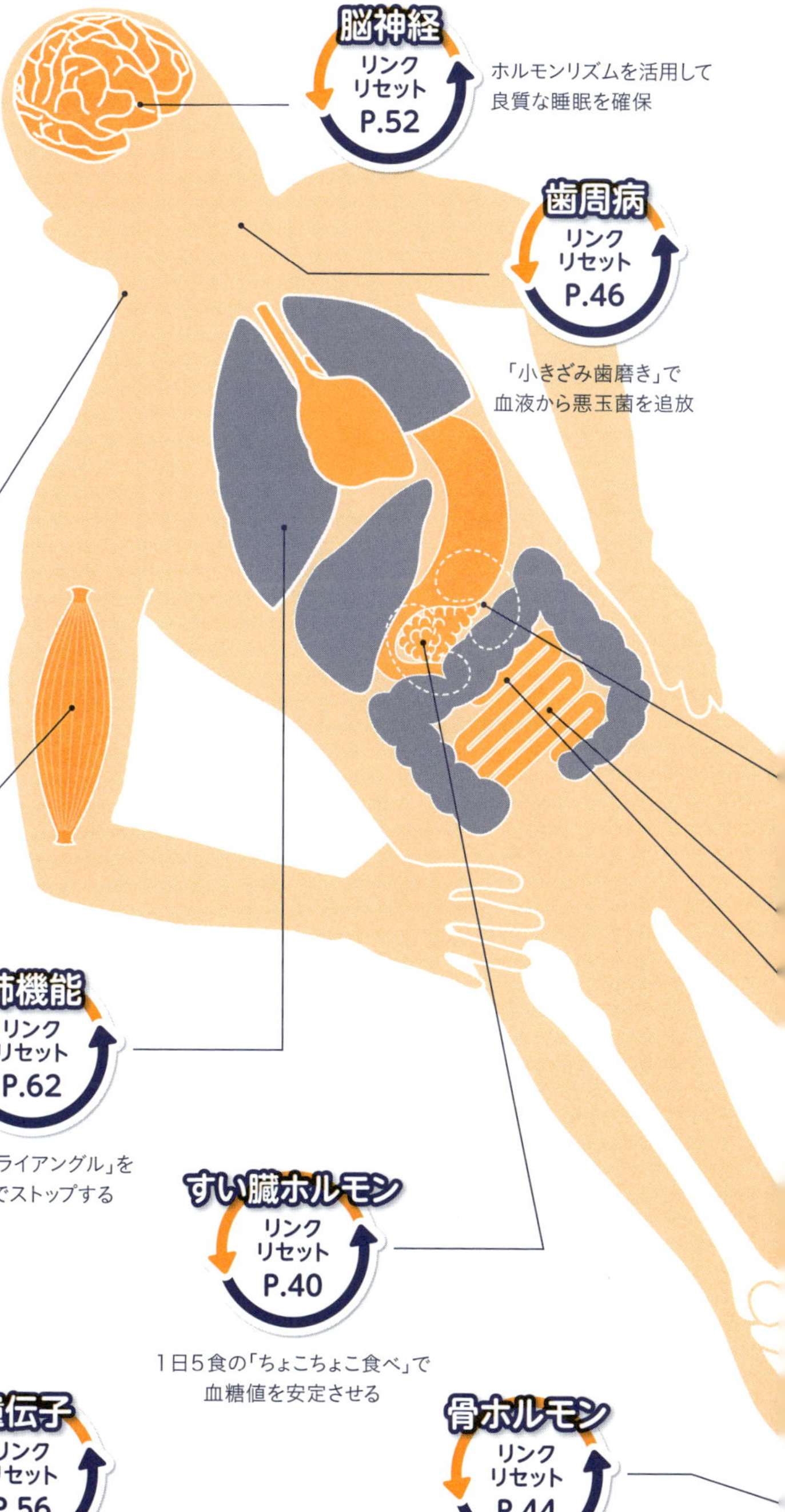

脳神経 リンクリセット P.52
ホルモンリズムを活用して
良質な睡眠を確保

歯周病 リンクリセット P.46
「小きざみ歯磨き」で
血液から悪玉菌を追放

自律神経 リンクリセット P.48
深呼吸とタオルこすりで
神経のバランスを向上

筋肉 リンクリセット P.60
スクワットで下半身の
筋肉を増強、やせ体質に

肺機能 リンクリセット P.62
「魔のトライアングル」を
禁煙でストップする

免疫力 リンクリセット P.38
カラフル抗酸化食品で
腸管免疫をパワーアップ

すい臓ホルモン リンクリセット P.40
1日5食の「ちょこちょこ食べ」で
血糖値を安定させる

体内時計 リンクリセット P.54
朝日を浴び朝食をとって
細胞の時計をリセット

遺伝子 リンクリセット P.56
夜「食べない時間」を
ふやして肥満を改善

骨ホルモン リンクリセット P.44
「かかとストン体操」で
インスリン分泌を促進

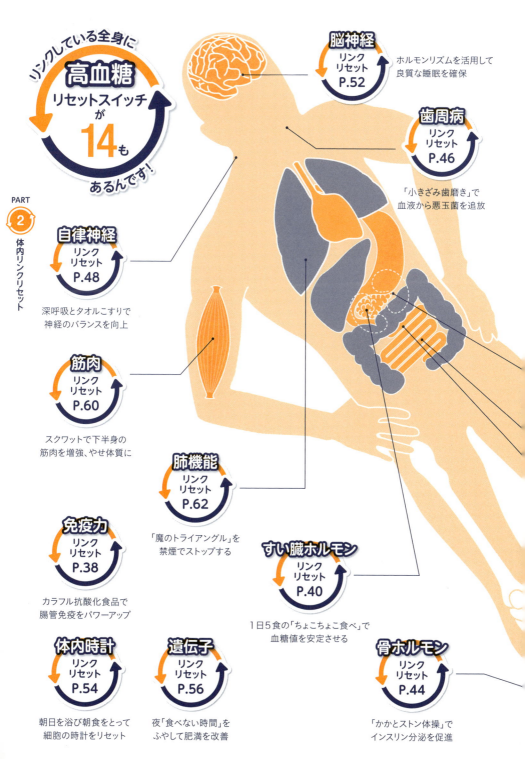

腸内フローラのバランスを整えて カラダへの毒素の侵入を防ごう

高血糖の隠れた原因としても注目！ 食事のかたよりが招く万病の元「腸もれ症候群」

体内を通っている胃腸のトンネルは、その構造上、カラダの「外部」ということができます。腸の壁には、体外から糖などの栄養素を吸収する一方、病原菌や毒素をブロックして体内に入れないようにする役割もあるのです。

そして、このはたらきは「腸内フローラ」、すなわち腸内にすむ善玉菌と悪玉菌のバランスによって、大きく左右されることが、近年の研究でわかってきました。

腸内細菌の善玉・悪玉は、主に各細菌がつくる物質の性質で分けられます。善玉菌は乳酸や酢酸などをつくり、病原菌が繁殖しにくい弱酸性の腸内環境を保つのに役立ちます。一方、悪玉菌はタンパク質を腐らせ、悪臭がするイオウ化合物やアンモニアなどの「毒素」をつくるのです。

そのため、善玉菌が優勢な腸内環境は良好で、腸のはたらきもスムーズなのに対し、**悪玉菌が多いと毒素がたまり、腸の壁に炎症が起こってしまいます。その結果、壁のほころびから腸内の毒素や細菌がもれ出し、体内に入っていくのがリーキーガット症候群**。現在では、この「腸もれ」がアレルギーや生活習慣病の隠れた一因だと判明しています。

ただし、悪玉菌にも消化・吸収を助ける役割などがあり、腸内フローラは善玉菌だけいればよいというわけではありません。あくまで「バランスが大事」なのです。

高血糖の原因にもなる腸内フローラのバランスの乱れをリセットするには、積極的に発酵食品を食べる「菌活」と、食物繊維を摂取する「腸活」が効果的です。

解決 リセット法

発酵食品と食物繊維で腸内フローラを元気にする

発酵食品で善玉菌をふやす

善玉菌を含む納豆、漬物、みそ、ヨーグルトやチーズと、善玉菌がつくる酢酸を含む酢などは、腸内の善玉菌をふやす応援部隊です。

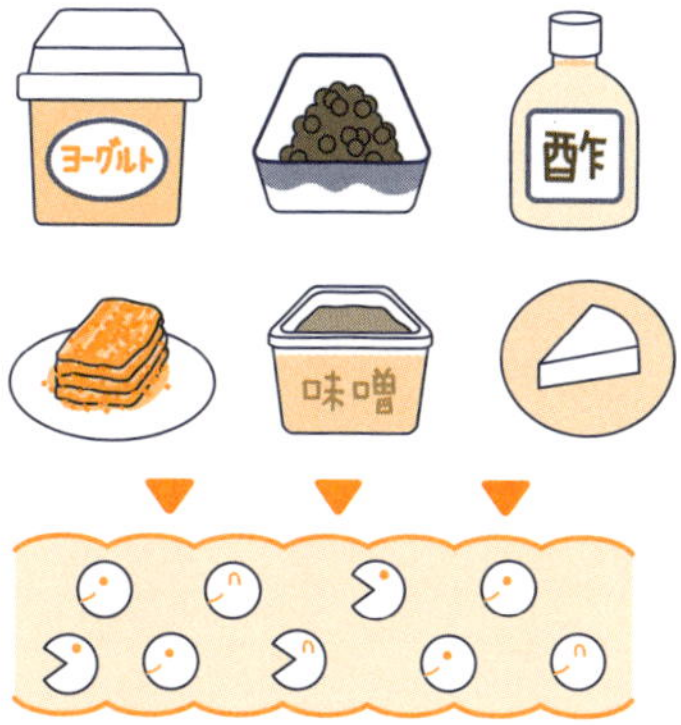

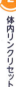

善玉菌が好む食物繊維をとる

きのこ、海藻、野菜（根菜を含む）、いも類などの食物繊維は、直接的に消化・吸収はされませんが、善玉菌のエサとして重要です。

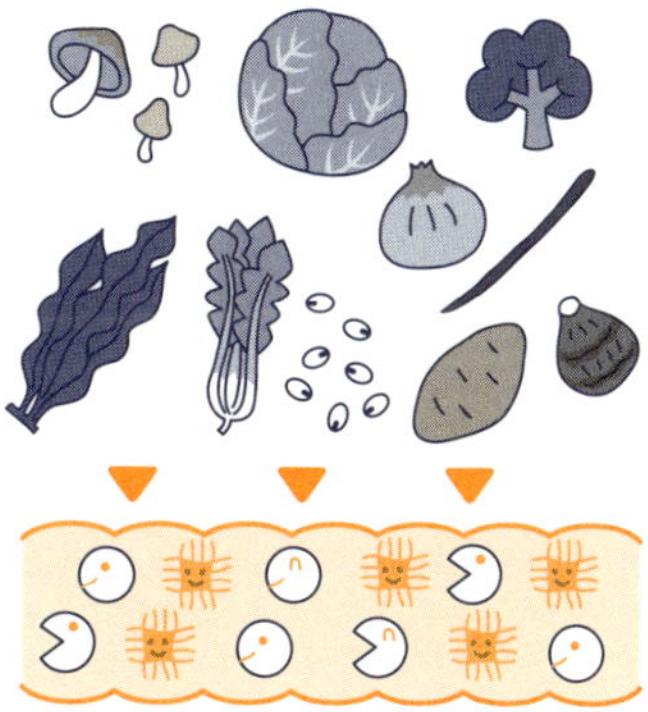

しくみ

腸の壁がいたんで毒素がもれると危険

MECHANISM

腸内フローラのバランスが悪いと

腸内フローラが良好な状態なら

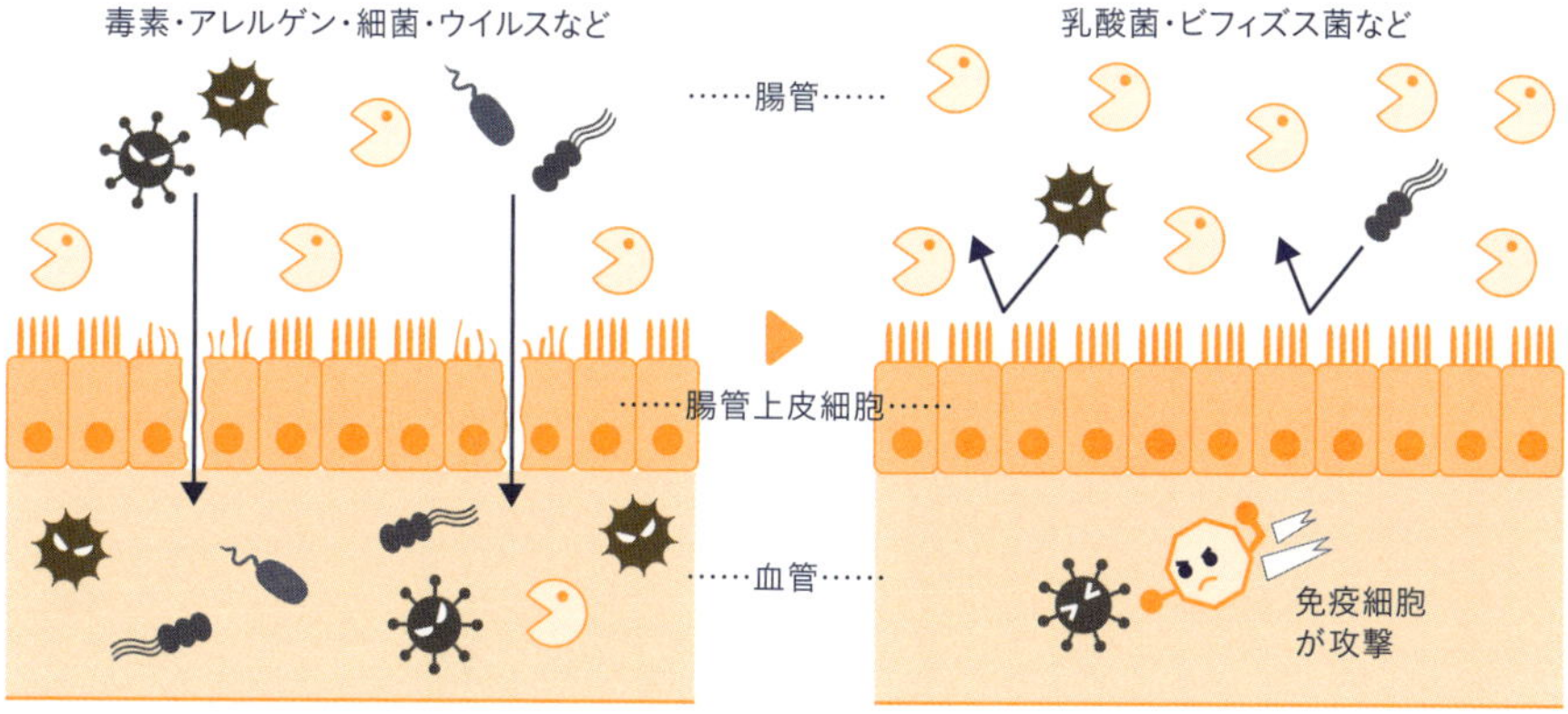

腸のバリア機能が低下し、毒素、アレルゲン（アレルギーを起こす物質）、細菌などが血管に侵入。糖の吸収も速まって高血糖になります。

毒素やアレルゲン、細菌などが腸から血管内に入ることはまれです。もし細菌などが壁を越えてきても、免疫細胞が撃退するので大丈夫。

このページにも注目！ P84／P86

免疫のはたらきを高めて感染症から身を守ろう

腸は多くの免疫細胞が集まる基地 良好な腸内環境は免疫力を保つカギでもある

新型コロナの感染症が起こり、「糖尿病の人は肺炎が発症・重症化しやすいので注意」といわれたのをご記憶でしょう。理由は、高血糖だと免疫力が低下してしまうからです。

高血糖の人は「血液ドロドロ」で血流が悪く、全身の細胞に酸素や栄養が十分いき渡りません。また、糖化が進んだ組織では、酸化・炎症も生じる「魔のトライアングル」（P10）によって、感染をはねのける抵抗力が衰えてしまいます。

さらに、高血糖だとカラダを守る免疫細胞そのもののはたらきが鈍り、病原体にも侵されやすくなってしまうのです。

そもそも**血糖値と免疫は表裏一体で、高血糖だと免疫力が低下し、感染症にかかると血糖値のコントロールが悪くなるという関係**にあります。この「負の両面リンク」をリセットして、感染症に負けない免疫力を保ちましょう。

免疫力を高め、感染症から身を守るには、まず高血糖を招きやすい砂糖の摂取をへらすことです。そのうえで、抗酸化成分を含む食品を積極的にとりましょう。その代表は、植物性食品のカラフルな色素。温かい腸内は食べた物が酸化して腸壁をいためやすいため、カラフル食品などが活性酸素を除去することで、腸を酸化による炎症やリーキーガット症候群（P36）から守っています。腸内環境の維持に、こうした抗酸化食品も一役買っているわけです。

そして、**腸壁の内側には、全身の6〜7割ともいわれる多くの免疫細胞が集まっています。免疫細胞の大基地である腸を守ることは、免疫力を保つためにも大切**なのです。

解決 リセット法

砂糖をへらしてカラフル食品で免疫力をアップ

▶ 角砂糖に置き換えて欲求をおさえる

私たちは本能的に、糖分の多い甘い物を欲してしまいます。「角砂糖に換算すると…」を習慣にして糖分のとりすぎをおさえましょう。

清涼飲料水・お菓子	分量	糖質	角砂糖
ヨーグルトドリンク	1杯(200ml)	24.4g	8.1個分
オレンジジュース	1杯(200ml)	21.4g	7.1個分
サイダー	1杯(200ml)	20.4g	6.8個分
コーヒー飲料(加糖)	1杯(200ml)	16.4g	5.5個分
スポーツドリンク	1杯(200ml)	10.2g	3.4個分
メロンパン	1個(100g)	60.6g	20.2個分
大福もち	1個(100g)	50.3g	16.8個分
ショートケーキ	1個(110g)	47.3g	15.8個分
ドーナッツ	1個(70g)	29.7g	9.9個分
ビスケット(ハード)	3枚(30g)	23.4g	7.8個分
ホットケーキ	1枚(50g)	22.1g	7.4個分
ソフトクリーム	1個(100g)	20.1g	6.7個分

※角砂糖１個＝糖質約３g。

参考：「日本食品標準成分表2015年版(七訂)」文部科学省

▶ カラフル食品で腸内環境をキープ

緑黄色野菜やフルーツ、お茶などの色素は、酸化を防ぐ抗酸化成分。いろどり豊かな食事で「免疫のかなめ」である腸を守りましょう。

赤色
リコピン：トマト
カプサンチン：赤ピーマン

橙色
β-カロテン：にんじん

緑色
ゼアキサンチン：ほうれん草
クロロフィル：小松菜

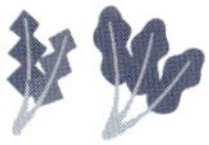

紫色
アントシアニン：ブルーベリー

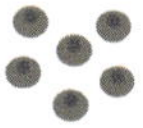

黒色
クロロゲン酸：ごぼう
カテキン：緑茶

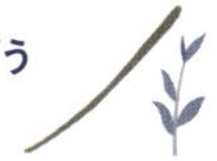

白色
イソチオシアネート：キャベツ
硫化アリル：ニラ(根元)

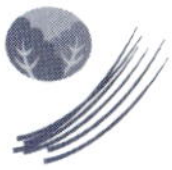

しくみ 高血糖だと感染症にかかりやすい

MECHANISM

余分な糖が多い「血液ドロドロ」の人は…

免疫細胞、特に白血球の一種である好中球のはたらきが低下して、病原体をすばやく捕食しにくくなる。

血流が悪いため、必要な酸素や栄養が十分にいき渡らなくなって、全身の細胞のはたらきが低下する。

糖化が進んだあちこちの組織で、酸化・炎症をともなう「魔のトライアングル」が発生。抵抗力が低下する。

▼

感染症にかかりやすくなる

▼

感染症にかかると血糖値のコントロールが乱れて高血糖や糖尿病が悪化

▲

砂糖をへらして抗酸化食品をふやし、高血糖と糖化を防いで免疫力アップ！

このページにも注目！ P66／P70

血糖値を下げるたった1つのホルモンのムダ使いをへらそう

食後の血糖値を急上昇させるドカ食いは糖尿病を招きやすい最悪の食習慣

私たちのカラダにはさまざまな器官があり、その全体が巧妙な「ネットワーク」として機能しています。

ご存じのように、ネットワークの最高中枢は脳で、神経を介して全身を統率しています。神経細胞同士は、多様な神経伝達物質を駆使して、情報を伝え合っています。

ただし、カラダの中の情報の運び屋は、神経伝達物質だけではありません。内分泌器官が分泌するホルモンや、細胞たちが放出するサイトカインというタンパク質も、全身をネットワークとしてはたらかせるための重要なシグナル物質です。

血糖値の調節にかかわるシグナル物質には、すい臓から分泌されるインスリンとグルカゴンのほか、アドレナリンやコルチゾールといった数多くのホルモンがあります。

ただし、そのうち**「血糖値を下げよ！」というシグナルを伝えるのはインスリンだけ**。それ以外はことごとく、血糖値を上げるようにはたらく物質ばかりなのです。

そのため、**血糖値がたびたび急上昇したり、高血糖が続いたりすると、インスリンを分泌するすい臓ははたらきすぎで疲れてしまいます**。その結果、必要なだけのインスリンを分泌できなくなるのが、糖尿病の1つのパターンです。

食後の高血糖を防いで、**すい臓の負担をへらすには、何よりドカ食いをしないこと。1食の量をへらして、間食、分食を活用するとよい**でしょう。私のおすすめは、1日5食の「ちょこちょこ食べ」。食後の血糖値の上がり方がおだやかになり、血糖値の安定にとても役立ちます。

解決 リセット法

「ちょこちょこ食べ」がすい臓の負担をへらす

1日5食の「ちょこちょこ食べ」おすすめのメニュー例

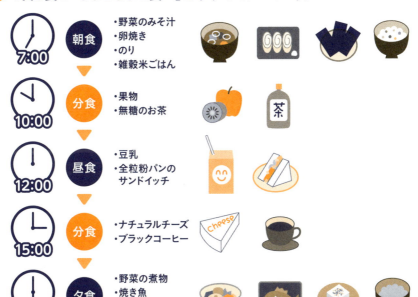

7:00 朝食
- 野菜のみそ汁
- 卵焼き
- のり
- 雑穀米ごはん

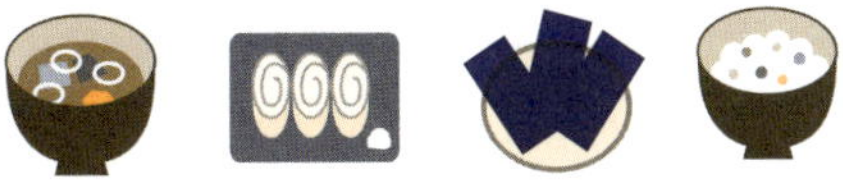

10:00 分食
- 果物
- 無糖のお茶

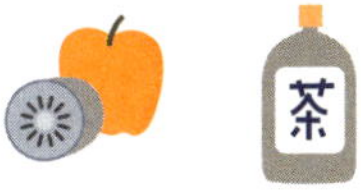

12:00 昼食
- 豆乳
- 全粒粉パンのサンドイッチ

15:00 分食
- ナチュラルチーズ
- ブラックコーヒー

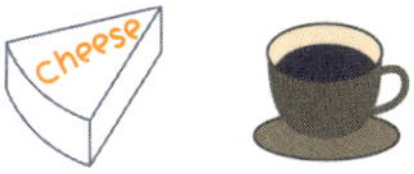

18:00 夕食
- 野菜の煮物
- 焼き魚
- とうふ
- 玄米ごはん

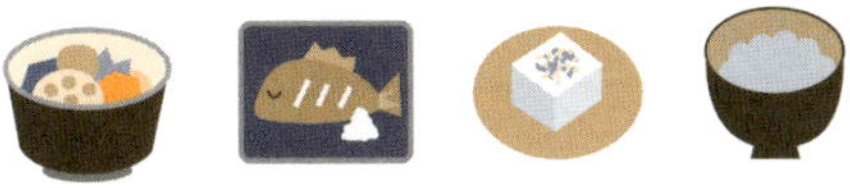

しくみ 血糖値の振れ幅が小さくなる

MECHANISM

血液中に余分な糖が増えるほど、すい臓は多くのインスリンを分泌します。一度にドカッと糖質をとらなければ、それだけインスリンが節約でき、すい臓の負担が軽くなるのです。

朝食を抜いて1日2食の場合

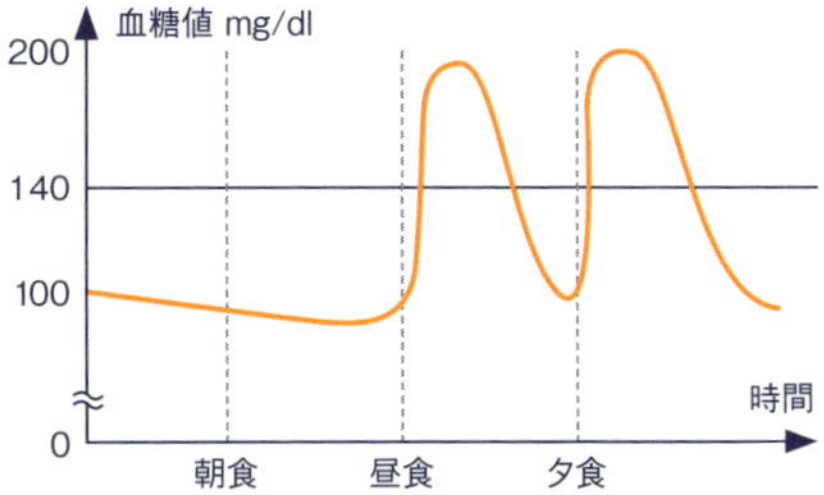

1食当たりでとる糖質が多いので、食後の血糖値は急上昇。大量のインスリンが必要とされ、すい臓からは悲鳴が…。

分食を入れて1日5食にすると

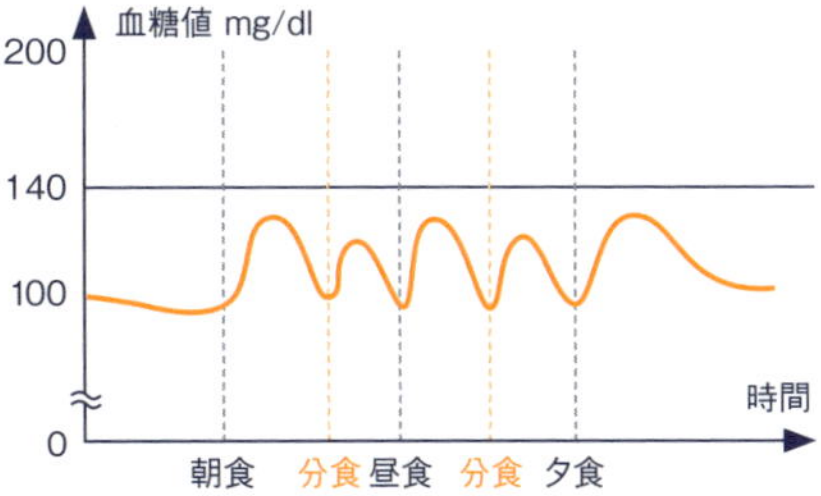

1度にとる糖質がへるので血糖値の振れ幅が小さくなり、すい臓は十分なインスリンを余裕で供給できる。

このページにも注目！ P66／P90

インスリンのはたらきを支える インクレチンを活用しよう

先に野菜や魚を食べて腸に届けておくと糖が吸収されるころにインスリンがスタンバイ

インスリンは血糖値を下げる唯一のホルモンですが、ほかに血糖値の調節をサポートしてくれる仲間のホルモンもあります。その代表が、小腸から分泌されるインクレチンです。

インクレチンは「インスリンの分泌を促すホルモン」のことで、現在2種類が知られています。小腸の上寄りから分泌されるGIPと、下部から分泌されるGLP-1です。

この2つのシグナル物質には、**すい臓にはたらきかけ、血糖値を下げるインスリンの分泌を促し、血糖値を上げるグルカゴンの分泌をおさえる作用**があります。この腸ホルモンがうまくはたらいていると、食後にインスリンがスムーズに作用し、血糖値の安定につながると考えられます。

実は、医学的にその効果が実証されている「食べる順番」があります。日本の研究で、魚を食べた15分後にごはんを食べると、逆の順番で食べた場合に比べて、明らかに食後血糖値の上昇がおさえられることがわかっているのです。

先に食べた魚などに反応してインクレチンがはたらき始めてから、ごはんの糖質が吸収されるため、インスリンが効率よくブドウ糖を処理できるのだと考えられます。

そこで、左のように「食べ順の法則」を生かした食事法をとり入れると、食後の血糖値の急上昇（血糖値スパイク）を防ぎ、大事なすい臓を守ることができます。

なお、約10年前から使われ始めたインクレチン関連薬は、体内のインクレチンの分解をおさえたり、注射でインクレチンを投与したりして、インスリンの作用を助ける薬です。

解決 リセット法

「食べ順の法則」で口にするルールを変えるだけ

1 野菜・きのこ・海藻などから食べ始める

食物繊維には、糖の吸収を遅らせる作用もあります。まず食物繊維の多い料理から食べて血糖値の急上昇をおさえ、腸内環境も改善を！

2 魚・肉・卵・大豆などを次に食べる

次にタンパク質を多く含む食品を食べてインクレチンを分泌させると、食後のインスリンの効きがよくなります。

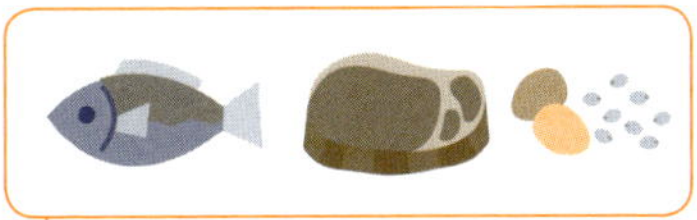

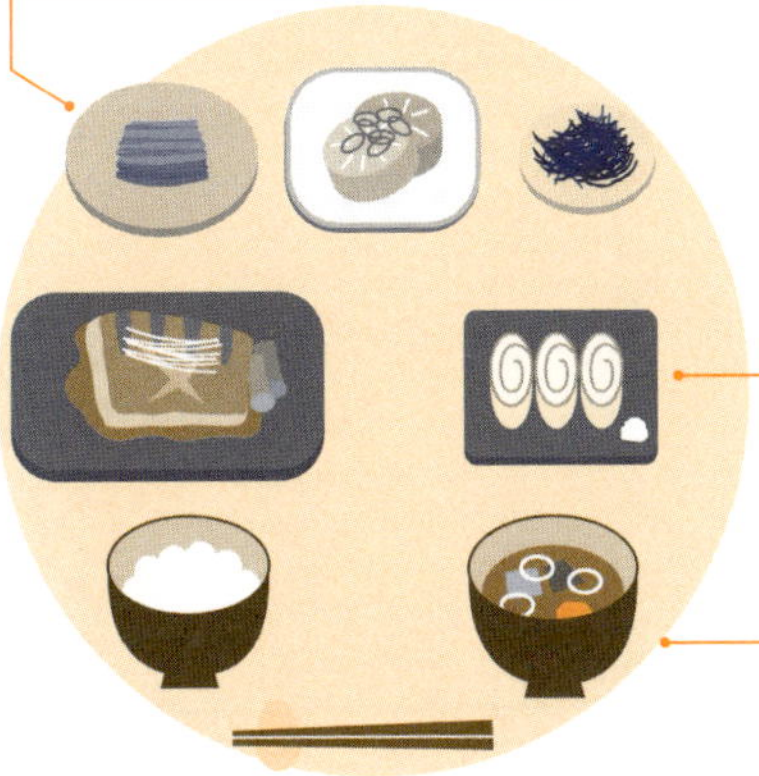

3 ごはん・パン・めん類は最後に食べる

主食を最後に食べれば、食べ物の消化・吸収がゆるやかでインスリンがはたらきやすくなった状態で糖質をとることになるのです。

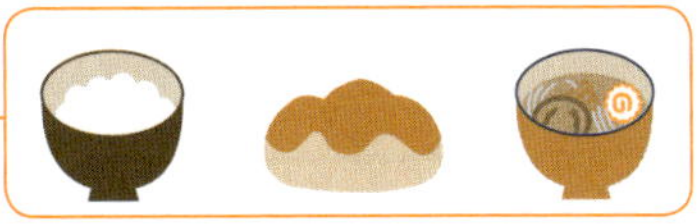

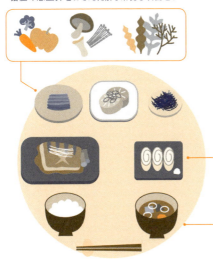

しくみ

腸ホルモンで血糖値スパイクをブロック

MECHANISM

食後、急激に血糖値が上がることを「血糖値スパイク」といいます。高血糖をくり返して血管の糖化リスクが高くなるうえ、多量のインスリンを要求されるすい臓の負担が増すのをインクレチンで軽減しましょう。

インクレチンのはたらき

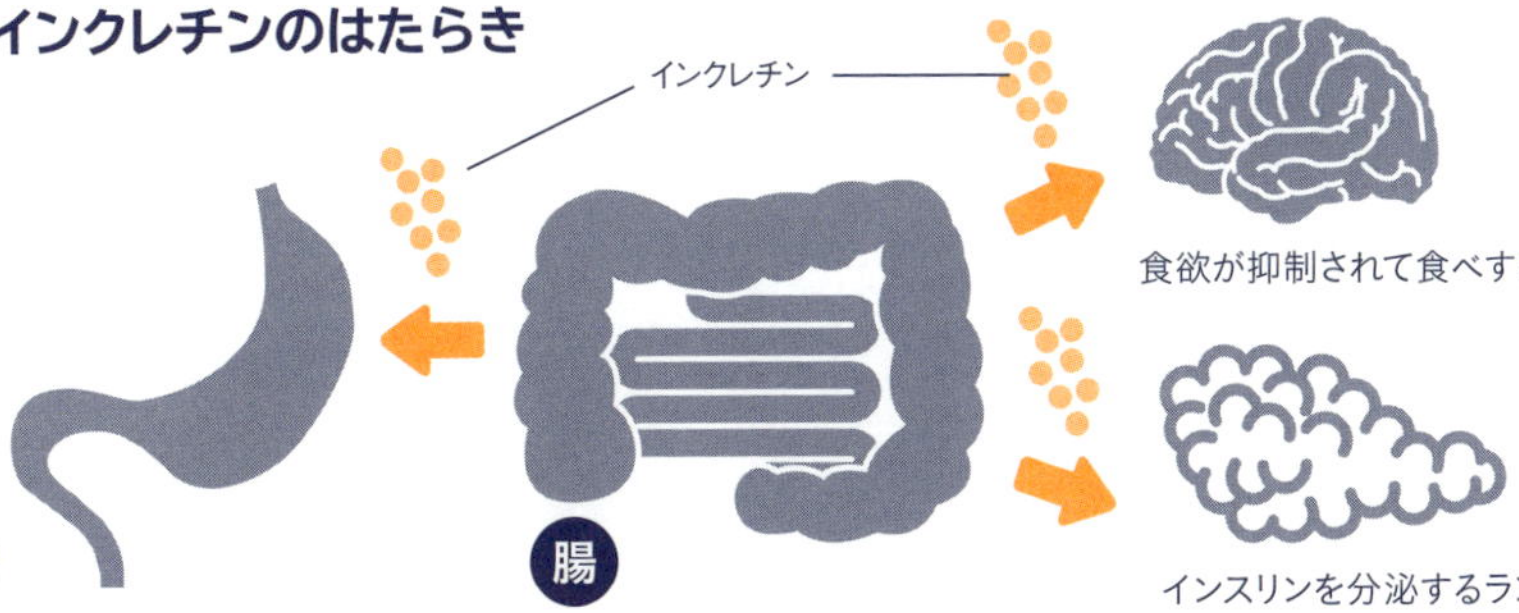

脳

食欲が抑制されて食べすぎを防止。

すい臓

インスリンを分泌するランゲルハンス島という組織にはたらきかけ、分泌を促し、血糖値を上げるグルカゴンの分泌を抑制。

胃

腸へと食べ物を送るスピードがダウンして消化がゆるやかに。

腸

主食の前に食べた物が腸に届くとインクレチンが分泌される。

このページにも注目！ P54／P66／P74

骨を元気にして、すい臓のインスリン分泌をよくしよう！

骨からも全身の組織に向かって重要なシグナル物質が放出されている

骨は、ご存じのとおり、カラダの形を維持し、体重を支えながら生活するうえで最も重要な器官の1つです。ですが、骨の役割はそれだけではありません。体内ネットワークの中で非常に重要な「骨ホルモン」などもつくっているのです。

骨ホルモンと呼ばれるオステオカルシンは、2007年に発見されたばかりのシグナル物質。近年さかんに研究され、カラダに対するさまざまな作用がわかってきました。

血糖値に関係するはたらきとしては、**インスリンの分泌をふやし、血糖値を下げる切れ味もよくしてくれます**。

また、心臓、肝臓、腎臓といった重要な臓器のはたらきをよくするほか、神経細胞のつながりを強化することから「認知症予防効果」なども期待されています。

オステオカルシンは、骨の細胞（骨《こつ》細胞）の新陳代謝にともなって、骨の元になる細胞（骨《こつ》芽《が》細胞）でつくられます。そして、**骨への適度な刺激がその生成をふやす**ようです。

そこでおすすめの簡単にできる運動法が、左に紹介した「かかとストン体操」です（骨《こつ》粗《そ》しょう症など、骨の病気がある人は、医師に相談してから行ってください）。

さらに、骨に蓄えられているカルシウムも、実は重要なシグナル物質です。カルシウムは、全身の組織のスムーズな活動に欠かせないため、副甲状腺ホルモンなどの作用で、必要に応じて、骨から血液中に放出されています。

そのカルシウムの出入りを円滑にするカギはビタミンD。これについては後半であらためて解説（P110）します。

解決 リセット法

「かかとストン体操」で骨ホルモンを刺激するだけ

かかとストン体操のやり方

1 かかとを上げる

両足のかかとをそろえてまっすぐ立ち、かかとを上げてつま先立ちになる。

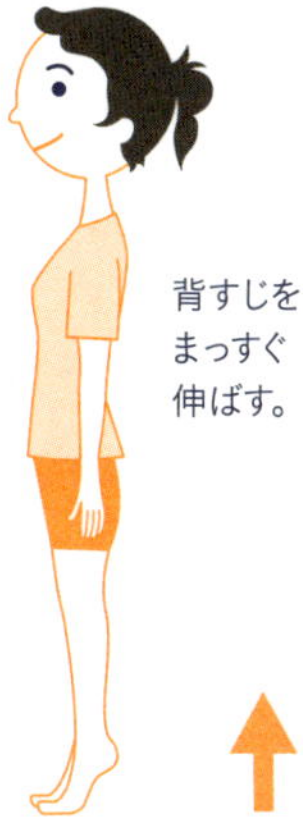
背すじを
まっすぐ
伸ばす。

2 かかとをストンと落とす

1の姿勢から、両足のかかとを一気にストンと落とす。

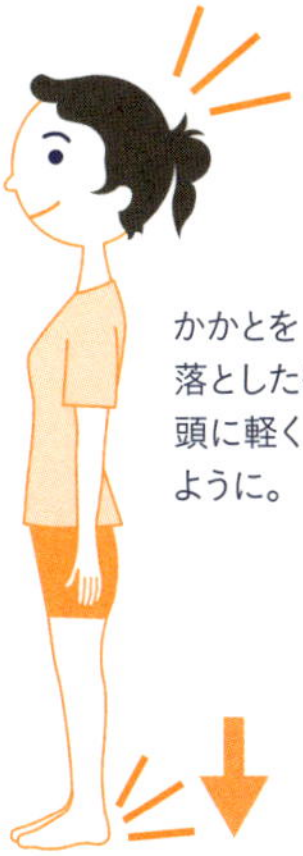
かかとを
落とした衝撃が
頭に軽く響く
ように。

1～2を1セットとして 1回2秒のペースで、1日10～30セット行う

ふらつく人は、いすなどにつかまって行うとよい。

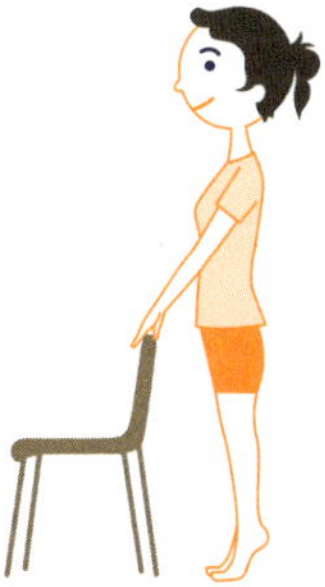

しくみ 骨ホルモンと血糖値のリンク関係

MECHANISM

近年の研究の結果、オステオカルシンは、インクレチン（腸ホルモン）のはたらきを高めてインスリンをふやすと推測されています。そして、骨の元気度にも血糖値との相関関係があります。

インスリンがへる負の循環

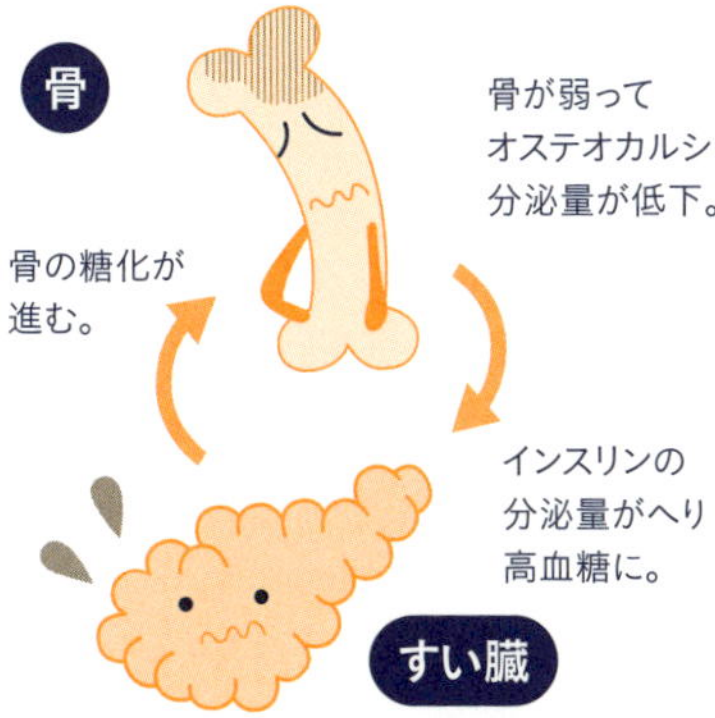

骨が弱って

分泌量が低下。

分泌量がへり

骨の糖化が

インスリンがふえる好循環

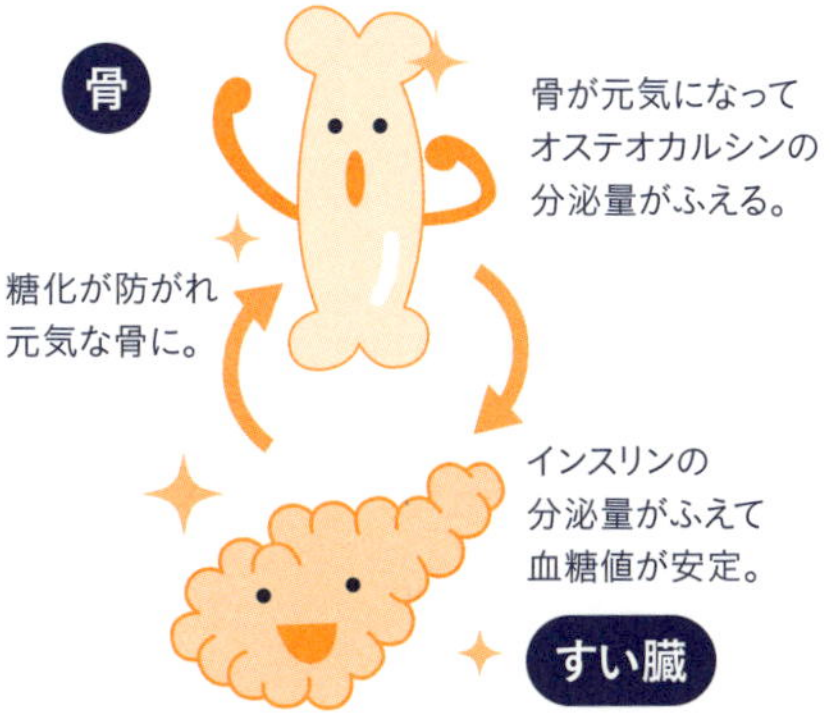

骨が元気になって

分泌量がふえて

糖化が防がれ
元気な骨に。

このページにも注目！ P110

歯磨きで歯周ポケットから悪玉菌が侵入するのを防ごう

歯周病と高血糖は負のリンク関係にあり歯周病を治すと高血糖が改善すると判明

みなさんは、歯周病も糖尿病の合併症だということをご存じでしょうか？　実際、糖尿病の人には歯周病が多く、逆に歯周病は糖尿病を悪化させるという関係があるのです。

これは、歯周病を引き起こす悪玉菌によるものです。

実は、腸の中と同じように、口の中にも数百種類に及ぶ細菌がすんでいます。そのうち、**歯科で「レッドコンプレックス」と呼ばれる悪玉菌が歯周病の元凶**です。

歯周病が進行して歯周ポケット（歯と歯ぐきの間にできるすき間）が深くなると、傷ついて出血するようになった歯ぐきの血管から、悪玉菌や、悪玉菌の出す毒素が血液中に入り込んでいきます。それが、高血糖を招く原因です。

血管に入った細菌は通常、免疫細胞に撃退されますが、歯周病の悪玉菌はある程度生き延び、体内の血管に炎症を起こして動脈硬化などの原因になるとも報告されています。

また、**悪玉菌が放出するエンドトキシンという毒素は、免疫細胞を刺激して、TNF-αという炎症性サイトカイン（炎症を招くシグナル物質）などを発生させます。**

このシグナル物質がインスリンのはたらきをじゃまして、血糖値を上昇させてしまうのです。

ただし、この負のリンクもリセットできます。近年、**歯周病を治すと血液中の毒素がへり、血糖値も安定する**とわかってきたのです。歯周病の人は血糖コントロールのためにも歯科で治療を。また、ふだんからしっかり歯を磨き、悪玉菌の巣になるプラーク（歯垢《しこう》）をためないことも大切です。

解決 リセット法

歯ブラシを正しく当てて小きざみに歯を磨く

▶ 歯周病をしっかり防ぐ歯磨き4つのポイント

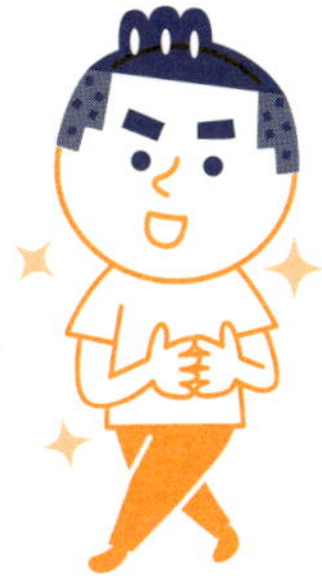

1 磨き残しがないように磨く順番を決める

悪玉菌の拠点であるプラークが歯周ポケットに歯石を形成し、歯周病を招きます。歯磨きはプラークの磨き残しをしないことが大事です。

2 2つの磨き方で汚れをしっかり落とす

・直角磨きのスクラッピング法

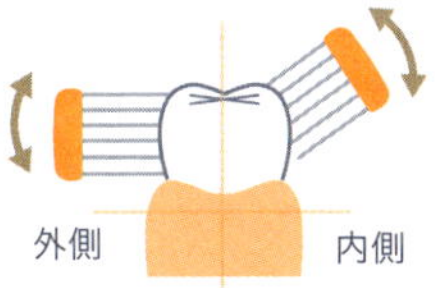

ブラシを歯に直角に当てて小きざみに磨き、表面についた汚れを取る。

・斜め45度磨きのバス法

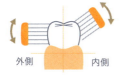

ブラシを歯と歯ぐきの境目に当てて小きざみに磨き、歯石の形成を防ぐ。

3 前歯の裏側は縦に磨く

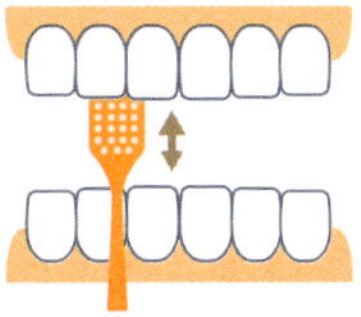

ブラシを立てて歯の裏側に毛先を直角に当て、1本ずつ小きざみに磨く。

4 歯と歯の間はデンタルフロスなどを使って汚れをとり除く

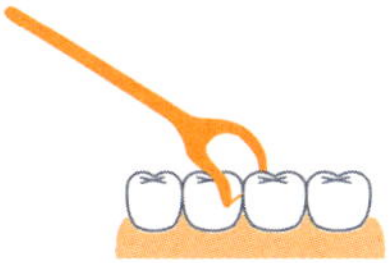

ブラシが届かない歯間は、デンタルフロスや歯間ブラシできれいにする。

しくみ 歯周病は高血糖を招き糖尿病を悪化させる

MECHANISM

歯周病が高血糖を招く原因は「炎症」にあります。悪玉菌は歯肉だけでなく、侵入した先の血管内でも慢性炎症（強い痛みなどをともなわずに長く続く弱い炎症）を起こす可能性があります。

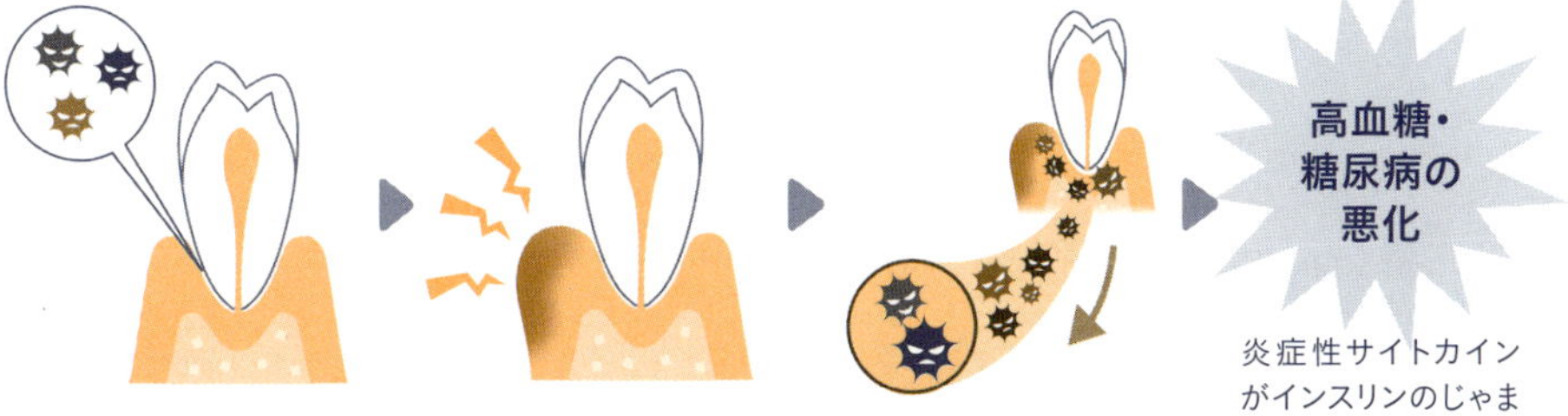

エンドトキシンという毒素をまき散らす数種類の悪玉菌が歯周病の原因。

毒素に反応して歯肉に炎症が起こり、腫れたり出血したりするようになる。

傷ついた血管内に、悪玉菌とともに毒素と炎症性サイトカインが流れ込む。

炎症性サイトカインがインスリンのじゃまをして高血糖を招き、悪玉菌の毒素により動脈硬化が進行。

◀ このページにも注目！ P38

自律神経のバランスを整えて血糖値を下げて安定させよう

動き回る日中は交感神経をはたらかせ夜休むときは副交感神経を優位にする

全身のネットワークで、自律神経の役割はきわめて重要です。例えば、暑いときに汗をかき、寒いときに血管が縮んで一定の体温が保たれるのも、自律神経のはたらきです。

自律神経は、日中や、ストレスがかかっているときには交感神経が優位になり、カラダを活動的にするために血糖値を上げるホルモンをふやします。反対に、**夜間やリラックスしているときには副交感神経が優位になり、血糖値を上げるホルモンをへらす**ので血糖値も低めに落ち着きます。

ところが現代人のカラダは、不規則な生活やストレスの影響で、毎日長時間、交感神経優位に傾きがち。そのために自律神経のバランスが乱れ、高血糖が続く人も多いのです。思い当たる人は、自律神経の乱れをリセットして、血糖値のコントロールをよくしましょう。

ただし自律神経は、副交感神経が優位ならよいわけではありません。交感神経と副交感神経がどちらもスムーズに機能し、必要に応じて最適のバランスに整うのが理想です。

そこでおすすめなのが、緊張しているときや夜寝る前に行う「ゆったり深呼吸」と、朝、活動を始める前の「タオルこすり」です。**深呼吸をすると副交感神経のスイッチが入り、リラックスしやすくなります**。また、**タオルこすりで交感神経を刺激すると、やる気が出て前向きに1日が始められます。**

後半でも、自律神経のリセット法（主にリラックス法）を紹介しますので参考にしてください。うまく自律神経をはたらかせて、血糖値を安定させましょう。

解決 リセット法

ゆったり深呼吸とタオルこすりで乱れをリセット

ゆったり深呼吸のやり方

1〜4を4回程度くり返すのを1セットにして、1日3セットほど行う

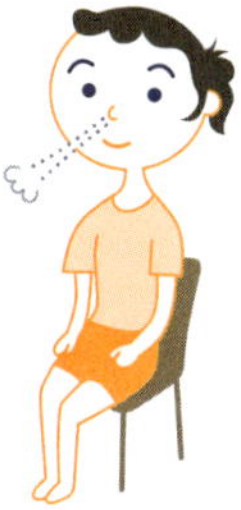

1 いすにラクに座り、息をすべて鼻から吐ききる

まず息を吐ききると、深い呼吸ができる。

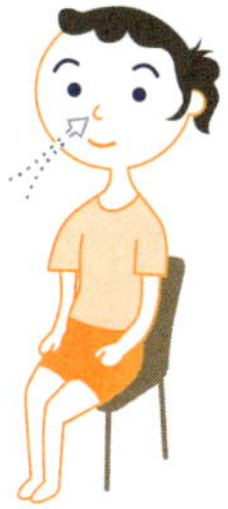

2 おなかをふくらませながら、4秒かけて鼻からゆっくり息を吸う

おなかをふくらませる腹式呼吸が副交感神経のスイッチ。

3 2秒息を止める

おなかをふくらませたまま…。

4 おなかを引きしめながら、8秒かけて鼻からゆっくり息を吐ききる

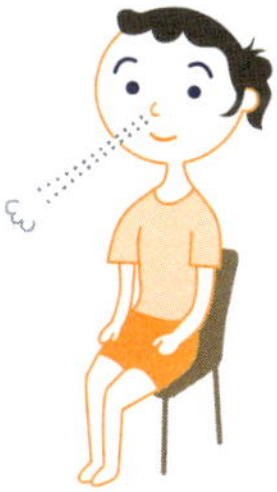

腹部の血管を圧迫し、腹筋を動かすイメージで行うとよい。

朝のタオルこすりの4つのポイント

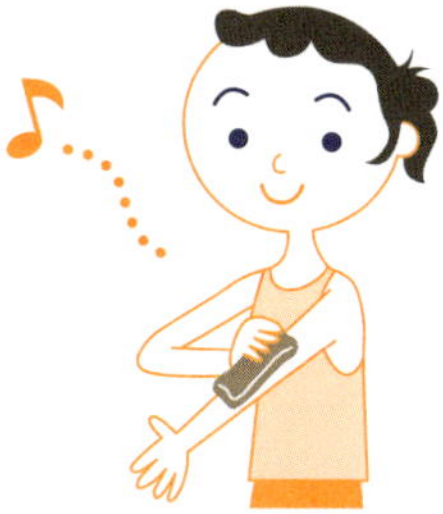

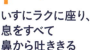

1. コットン素材など表面の柔らかい清潔なタオルで行う
2. やさしくなでるように「気持ちいい」と感じる程度の強さでこする
3. タオルはゆっくり動かし、1か所3往復を目安に、腕、胸、おなか、背中を中心にこする
4. Tシャツなど、衣類の上から行ってもよい

しくみ MECHANISM

リラックス効果と皮膚刺激で自律神経が整う

ゆったり深呼吸 ▶ 深い呼吸でストレスが軽減する ▶ リラックスして副交感神経が優位に ▶

タオルこすり ▶ 皮膚への軽い刺激で血行がよくなる ▶ 交感神経が適度に緊張する ▶

自律神経のバランスが整う ▶ 高血糖が改善

このページにも注目！ P100／P124／P126

血流

リンクリセット

LINK RESET

第2の心臓を刺激して血行を促し ドロドロ血液の改善に役立てよう

全身の細胞に新鮮な酸素と糖を届けるように カラダをリフレッシュして高血糖も改善

カラダには、自律神経をはじめとする神経のほかにも、血管が網の目のように張りめぐらされています。人間社会に例えれば、神経系は通信、血管系は物流のネットワークです。血管の総延長は、地球を約2周半する10万キロメートルほどにも及び、常に4～6リットルの血液がめぐっているといわれています。その血液が、37兆個を超える細胞に酸素と栄養を届け、二酸化炭素などの老廃物を回収しているのです。

心臓の拍動で動脈から流れていった血液は、カラダの各所で毛細血管に分配され、すべての細胞にアクセスします。そのため、**全身の血管の95～99％は毛細血管**です。

高血糖などの血液ドロドロ状態だと、毛細血管が目詰まりし、新鮮な血液が届かない細胞では酸欠・栄養不足が生じます。「血液サラサラ」が望ましいのは、細い毛細血管へとスムーズに流れていくためでもあるのです。

また、運動不足も血流がとどこおる原因になります。末しょうの血液は、心臓のポンプの圧力（血圧）だけでなく、筋肉の動きにも助けられて心臓に戻ってくるからです。

中でも、「第2の心臓」とも呼ばれているのがふくらはぎ。**歩いてふくらはぎの筋肉を動かすと、重力の影響で停滞しがちな下半身の血液がスムーズに上半身に戻ってきます。**

そのポンプ作用を高めるためにおすすめしたいのが「ふくらはぎマッサージ」。疲れた足をいたわるように、「気持ちよく感じる強さ」で行ってください。停滞した血流がリセットされて血糖値のコントロールに役立ちます。

解決 リセット法

ふくらはぎの内側と外側を押しもみするだけ

ふくらはぎマッサージのやり方

1 ふくらはぎの内側を足首からマッサージ

右ひざを外側に曲げて座り、両手の親指で、ふくらはぎの内側の骨の下端に沿って、足首からひざに向かってゆっくり押しもみする。10～20回くり返し、左の足も同様に行う。

2 ふくらはぎの外側を足首からマッサージ

右ひざを内側に曲げて座り、両手の親指で、ふくらはぎの外側の骨の下端に沿って、足首からひざに向かってゆっくり押しもみする。10～20回くり返し、左の足も同様に行う。

いつ行ってもよいが1日の終わりに行うと特によい

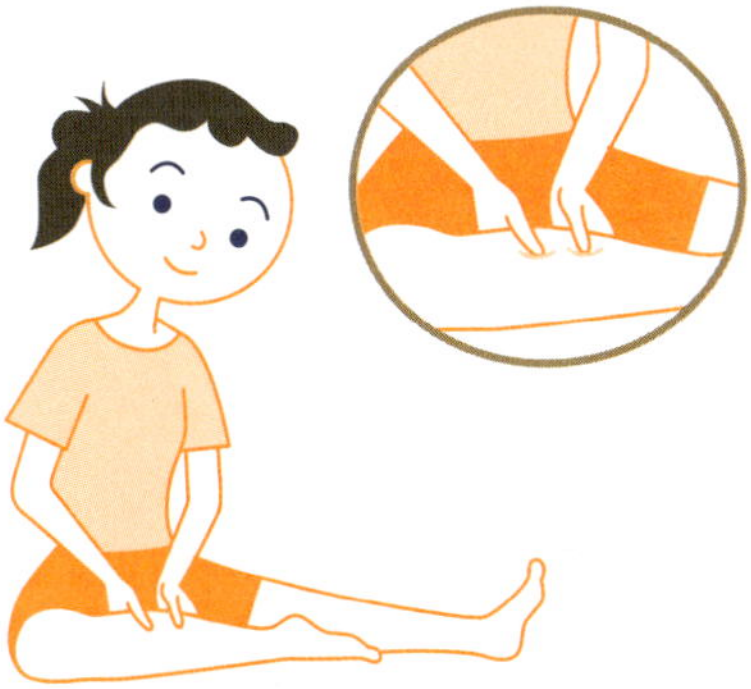

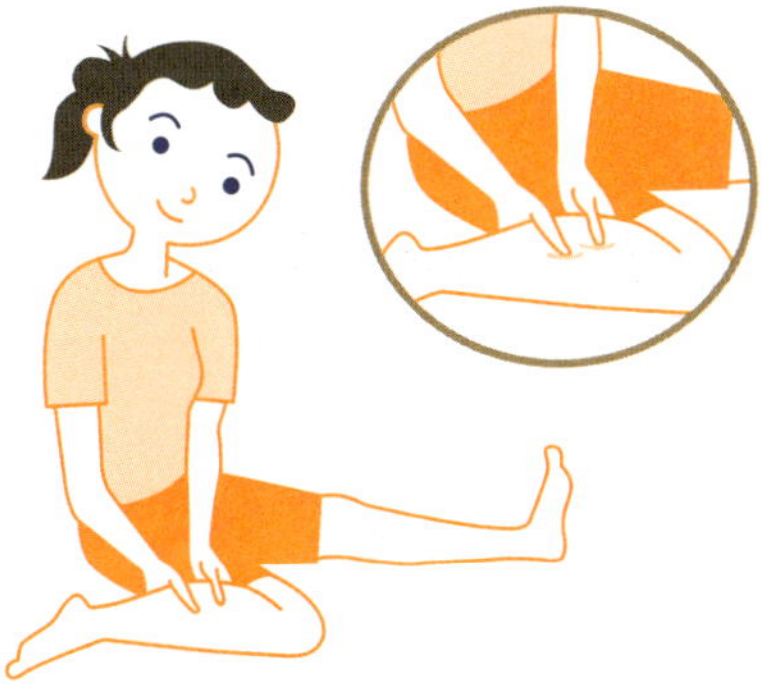

しくみ

血液の流れがよくなって血糖値が下がる

MECHANISM

ふくらはぎマッサージをすると…

ふくらはぎの筋肉が適度に収縮する ＝ ふくらはぎの周りの血管が刺激を受ける

▼

ふくらはぎのポンプ機能がアップする ＝ 足にとどこおっていたドロドロした血液がスムーズに流れ始める

▼

全身の血行がよくなる ＝ 血液中のブドウ糖が消費されたり筋肉にとり込まれたりする

▼

血糖値が下がる

このページにも注目！ P104／P106

脳神経

リンクリセット
LINK RESET

睡眠の質を向上させ、全身リンクの調整役「脳」の疲れを解消しよう

「ネットワーク」の司令塔である脳神経の疲れも高血糖の原因

私たちのカラダは、骨や腸、さらには腸や口の中の細菌まで含めた巨大なネットワークとして機能しています。そのネットワークを全体としてうまく機能させるため、各組織の間に巧妙な体内リンクがあり、そのリンク関係の調整役が脳であることはすでに述べたとおりです。

環境に適応し、ほぼ一定の状態を保つカラダの性質を「ホメオスタシス（生体恒常性）」といいます。脳は、このホメオスタシスを維持するために、免疫、ホルモン分泌から自律神経バランスまで、全身のシステムをまとめているのです。

安定したカラダの状態を保つには、脳の中でも、**自律神経や内分泌をつかさどる視床下部《ししょうかぶ》を含む間脳《かんのう》（呼吸、心拍、体温などを調節）ほかで構成されている「脳幹《のうかん》」のはたらきが重要**です。

脳幹をはじめとする脳のはたらきが低下すると、ホルモンや自律神経のバランスにも乱れが生じ、高血糖をはじめとするさまざまな不調の原因になります。

それを防ぐには、良質な睡眠をとって脳神経を休め、疲労やストレスをリセットすること。特に**睡眠の質を高め、最強ともいえる抗酸化作用を持つホルモン「メラトニン」をうまくはたらかせることがポイント**です。

さらに、血糖値が脳のコンディションを左右することも忘れてはなりません。高血糖でも低血糖でも、脳には負担がかかります。血糖値をうまくコントロールすること自体、脳神経のコンディションを高めることに直結するのです。

解決 リセット法 睡眠の習慣を変えて脳神経の疲れをリセット

良質な睡眠を得る7つのポイント

1 就寝の約1時間前からスマホ・パソコンを見ない
メラトニンの分泌を抑制するブルーライトを浴びないようにする。

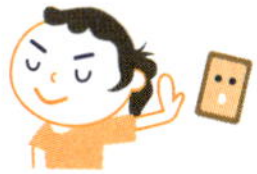

2 部屋はできるだけ暗くして寝る
寝ている間にメラトニンを十分に分泌させるため光を避ける。

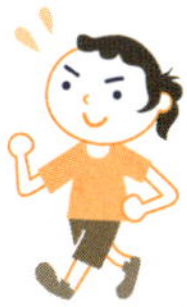

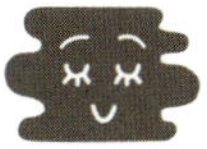

3 日中は心地よくカラダを動かす
体操やウォーキングでカラダを適度に疲れさせ入眠しやすくする。

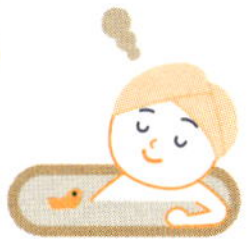

4 入浴はぬるめのお湯にゆっくりつかる
就寝の30分～1時間前までに約38℃のお湯に20分程度つかるとよい。

5 夜遅くむちゃ食いはしない
おなかがもたれて安眠できず、すい臓にも負担がかかって高血糖に。

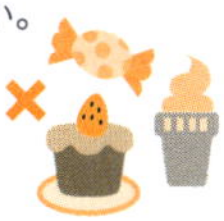

6 睡眠時間は7時間前後を目安に
寝すぎも睡眠不足も糖尿病のリスクを上げる。

7 睡眠中の酸素不足に気をつける
特に、肥満の人は睡眠時無呼吸症候群による低酸素状態に要注意。

しくみ メラトニンが睡眠の質を上げる

MECHANISM

現状	改善すると…
夜間の光による刺激、運動不足、食べすぎ	
▼	▼
メラトニンの分泌量の低下	メラトニンが十分に分泌される
▼	▼
睡眠の質の悪化・抗酸化力の低下	良質の睡眠・抗酸化作用の向上
▼	▼
ストレスの増大・カラダの酸化が進む	ストレスの軽減・酸化の抑制
▼	▼
インスリンのはたらきの低下・すい臓の疲れ	インスリンのはたらきが改善・すい臓が元気に
▼	▼
高血糖・糖尿病の悪化	血糖値が下がる

このページにも注目！ P54／P110／P124

体内時計

リンクリセット

LINK RESET

朝は光を浴びて体内時計をリセット！活動モードに切り替えよう

1日単位の生体リズムをしっかりはたらかせると血糖値が安定する

ホメオスタシスとは「生体恒常性」ですが、カラダの状態が「常に不変」という意味ではありません。自律神経バランスが日中と夜間で変化するように、カラダは、環境や状況に合わせて血糖値や血圧なども変動させています。

その変動には、1日単位でみるとほぼ一定のリズム（概日リズム）があります。例えば血糖値は、深夜の0～3時ごろに最も低くなり、その後は起床に向けて上がり始めます。ホルモンの作用で、そうしたリズムが調節されているのです。

そのリズムの乱れも、高血糖の原因になります。つまり、規則正しい生活は血糖値を下げる大事な要素なのです。

概日リズムを調節している体内時計の中枢は、脳の視床下部にある「視《し》交《こう》叉《さ》上核《じょうかく》」。体内時計の親時計としてはたらき、全身の細胞にある子時計をコントロールしています。

P52で説明した**メラトニンが、夜、視交叉上核に作用すると睡眠に導かれ、朝になって視交叉上核が日の光を感じると、時計の針がリセットされて全身が活動的になる**のです。

人間を含む昼行性動物の体内時計は、光でリセットされないままだと、実は約24時間11分周期で針を進めてしまうといわれています。そのずれを24時間周期に調節するのが、太陽の光なのです。メラトニンの分泌も光によって調節され、間脳の松《しょう》果《か》体《たい》という組織から、夜に多く分泌されます。

さらに、時間がたつと空腹を感じる「腹時計」も、体内時計の重要な一部。**食事による体内時計のリセットは、空腹が長く続いたあとの朝食ほど効果的**だといえます。

解決 リセット法

朝日を浴びたらすぐに朝ごはんをよくかんで食べる

▶ 朝日を浴びて体内時計をリセット

朝日を浴びると、光の刺激が「視交叉上核」に届いて体内時計をリセット。その影響で、全身の細胞が目覚めて活動を始めます。

▶ 1時間以内によくかんで朝食を

朝食と、食事をかむ刺激もカラダを目覚めさせるスイッチ。なお、腹時計の中枢も視交叉上核の近くにあることが近年の研究で判明しています。

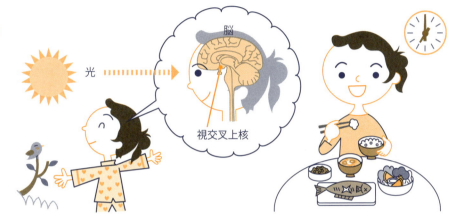

しくみ 朝日と朝食が全身の子時計もリセット

MECHANISM

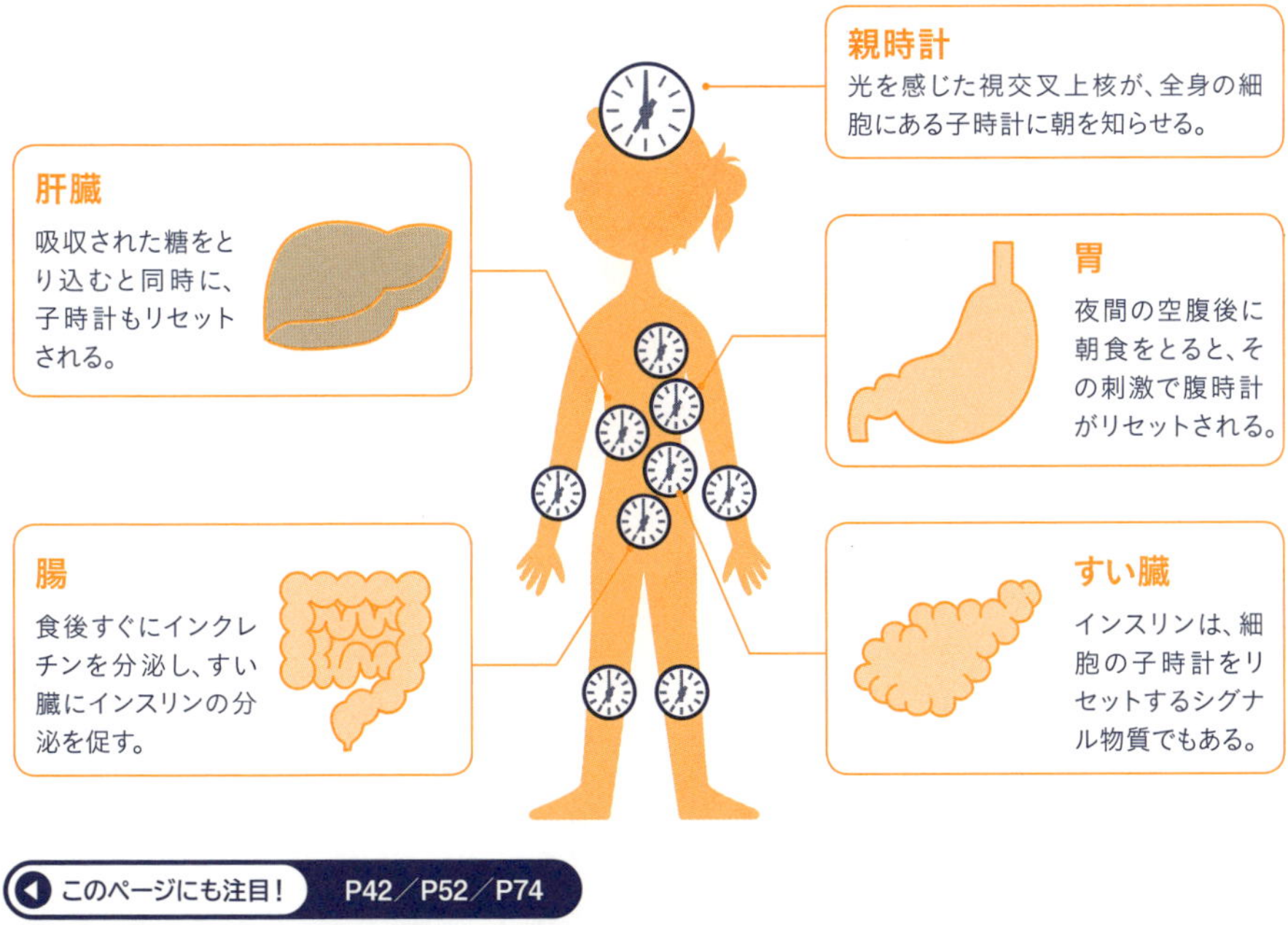

夜間の空腹後に朝食をとると、その刺激で腹時計がリセットされる。

このページにも注目！ P42／P52／P74

人類のDNAに合った食生活で肥満と高血糖を防ごう

長い人類の歴史の中で夜遅くまで飲み食いしているのは現代人だけ？

私たちのカラダには、人類が昔から続けてきた生活様式に適応したしくみが備わっています。体内時計のほか、糖を貯蔵・利用するしくみも人類共通の遺伝的体質です。

現在、世界的に肥満人口がふえ続けているのは、現代人のライフスタイルが、人類の受け継いできたDNA、つまり遺伝的体質に合っていないからだと考えられています。

人類は、長い歴史の中で常に飢えと向き合ってきたため、食べ物に恵まれると、その栄養素をできるだけ多く体内に蓄え、将来の飢えに備える体質を受け継いでいます。その備蓄が、脂肪組織の中性脂肪であり、食べ物が得られないときに重要なエネルギー源として利用されるのです。

ところが、夜遅くまで飲み食いし、ほとんどカラダを動かさない現代人は、その脂肪を利用することなく、過剰にカラダにため込んでしまいます。つまり肥満です。

健康な人の脂肪細胞からは、インスリンの作用を助け、動脈硬化を防ぐ善玉のシグナル物質、アディポネクチンなどが放出されています。ところが、**肥満してパンパンに膨れ上がった脂肪細胞は、逆にインスリンの効きを悪くするTNF-α**（P46）**や、血圧を上げるアンジオテンシノーゲンのような悪玉シグナル物質を多くまき散らす**ようになります。

肥満が生活習慣病を招く原因の1つは、ここにあります。

高血糖をはじめ生活習慣病を防ぐには、夜間の「食断ち時間」をふやすなど、人類の体質に合ったライフスタイルをとり入れるようにして、肥満の悪循環をリセットしましょう。

解決 リセット法

夜間の「食断ち時間」を長くして肥満を防ぐ

▶週1回の「遅い夕食」断ち

平日は晩ごはんを9時すぎなど遅くにとる人も多いのでは？　週に1回は早めに夕食をすませ、空腹の時間を延ばしましょう。

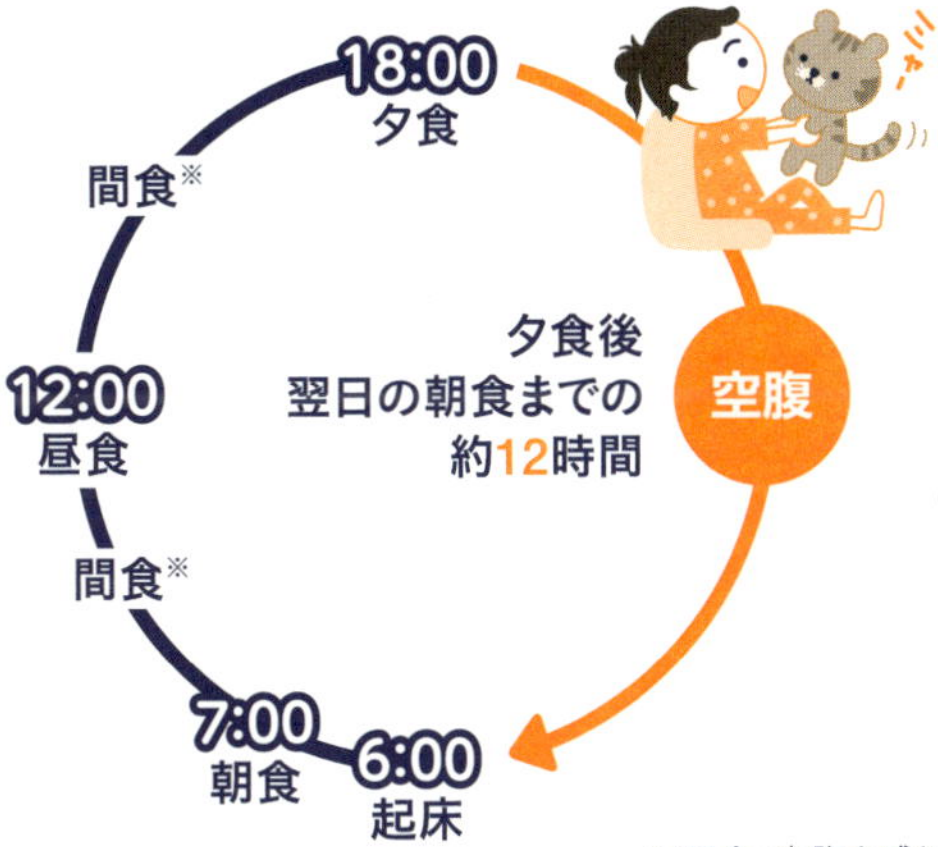

▶週末の「プチ断食」

休日は、「プチ断食」にチャレンジする絶好のチャンス。日が暮れる前に軽めの夕食をとって、翌朝まで食べない時間を保つのもおすすめです。

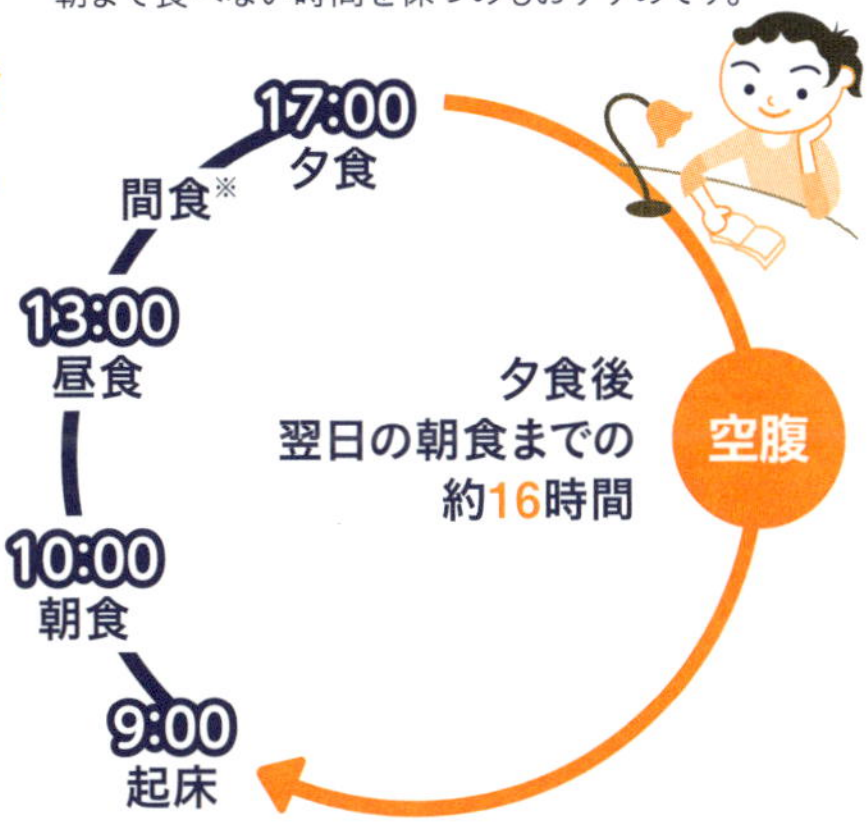

※間食：空腹を感じたらナッツや高カカオチョコレートを少量つまむとよい。

注意

- 食断ち、プチ断食中も水分はこまめに補給。ただし砂糖やカフェイン入りの飲料は避ける。
- プチ断食明けの朝食は、胃に負担のかからない野菜スープやヨーグルトなどを少なめにとる。
- 少量でもスイーツ類をとると血糖値が上がるので避ける。

しくみ MECHANISM

肥満を解消すると血糖値が下がる

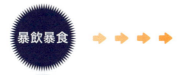

暴飲暴食
▼
肥大した脂肪細胞がふえて悪玉シグナル物質を放出する
▼
インスリンのはたらきが悪くなる動脈硬化が進む

➡➡➡➡

人類のDNAに合った「夜間食断ち」
▼
脂肪細胞がスリムになり善玉シグナル物質がふえる
▼
インスリンのはたらきがよくなる血管がしなやかになる

このページにも注目！ P66／P72

内臓機能の負担バランスを整えて血糖値を安定させよう

臓器ネットワークのかなめとしてはたらく肝臓と腎臓をいたわる

体内の臓器ネットワークの中でも、カラダの維持に重要な役割を果たしているのが、昔から「肝腎かなめ」と称されてきた肝臓と腎臓の2大臓器です。

肝臓は、体内の毒素や老廃物の処理を一手に引き受け、腎臓は不要物を体外に排出して体内の環境を保っています。

さらに、**肝臓には、糖を貯蔵し、不足するとブドウ糖をつくって血糖値を維持する役割**があります。**腎臓も、塩分や水分の量を調節したり、血圧の上昇にかかわるレニンという酵素をつくったりして適度な血圧を維持**しています。

このように重要な役割を担っている肝臓と腎臓ですが、いずれも「沈黙の臓器」と呼ばれ、調子が相当悪くなるまで自覚症状は現れません。ですから私たちも、無理のない食生活を心がけて、2大臓器を守ってあげることが必要です。

無理のない食生活とは、節度を守ることだけ。気分転換には適量のアルコールもけっこうですが、飲みすぎは肝臓をいため、糖の代謝を悪くして高血糖を招いてしまいます。

同様に、塩分（ナトリウム）も適度にとることが必要ですが、濃い味つけに慣れてとりすぎが続くと、腎臓に負担がかかって腎機能の低下を招いてしまいます。高血糖に気をつけて糖尿病腎症を予防しても、塩分のとりすぎで腎臓病になっては元も子もありません。

全身のかなめとなって他の臓器と連携し、血流や血糖値、血圧をコントロールしている2大臓器をいたわり、内臓機能のバランスを整えて高血糖を防ぎましょう。

解決 リセット法

減塩と減酒で臓器をまとめて元気にリセット

おいしく減塩する6つのポイント

味つけを塩に頼らず、酸味やだしのうまみを活用しましょう。粉寒天などでとろみをつけると、うまみを強く感じるので減塩に役立ちます。

- だしをきかせる
- 酸味で味わう
- 香辛料を活用する
- とろみをつける
- 素材のうまみを味わう
- カラダにいい油を使う

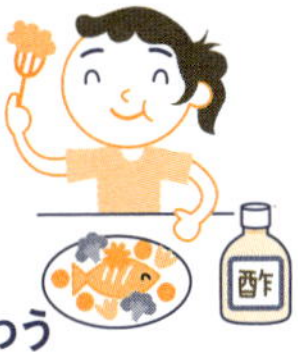

ムリなく減酒する6つのポイント

辛口ワインなど酒類を選び、食事を楽しみながら少量を味わいましょう。高血糖予防には、糖分の多い梅酒や日本酒などは避けたいところ。

- お酒の種類を選ぶ
- 飲む量だけつぐ
- 炭酸水をチェイサーに
- 善玉おつまみと一緒に
- 休肝日をつくる
- やけ酒はやめる

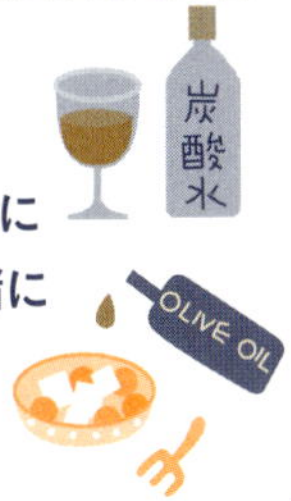

減酒も減塩もできるラクラクおつまみのコツ

食物繊維が豊富で脂質が少なめの植物性タンパク質の食べ物がおすすめ。味つけには腸内環境をよくする酢やオリーブ油を、トッピングにはうまみや香りを楽しむ食材を活用しましょう。

善玉おつまみ食品

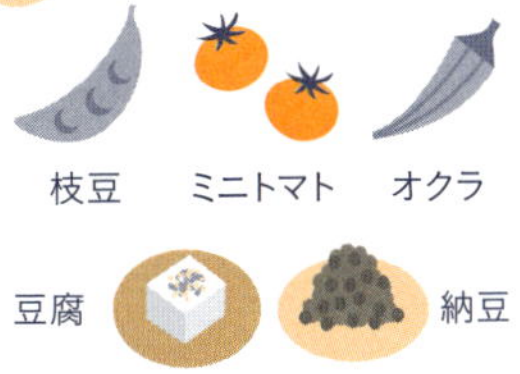
枝豆
ミニトマト
オクラ
豆腐
納豆

おすすめ調味料

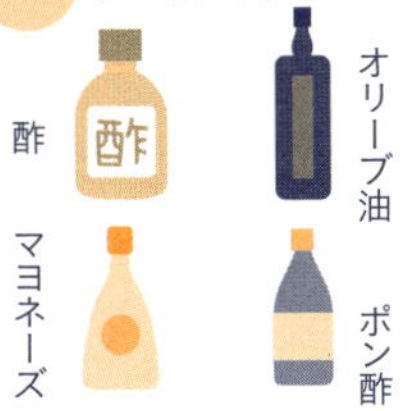
酢
酢
オリーブ油
マヨネーズ
ポン酢

おすすめトッピング

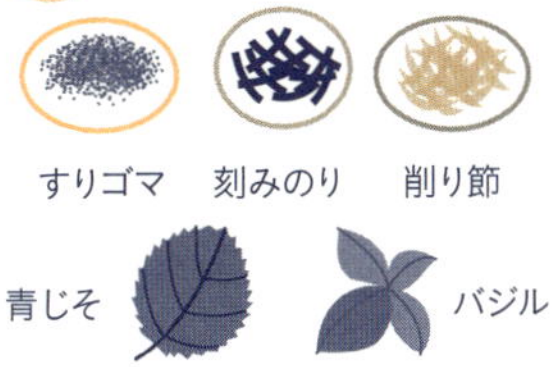
すりゴマ
刻みのり
削り節
青じそ
バジル

しくみ

臓器の負担がへって連携がよくなる

MECHANISM

アルコールの分解や塩分の排出のために肝臓と腎臓を酷使しないこと。減酒と減塩をまとめて行い、2大臓器の負担をへらせば、臓器間の連携がスムーズになって血糖値の安定に役立ちます。

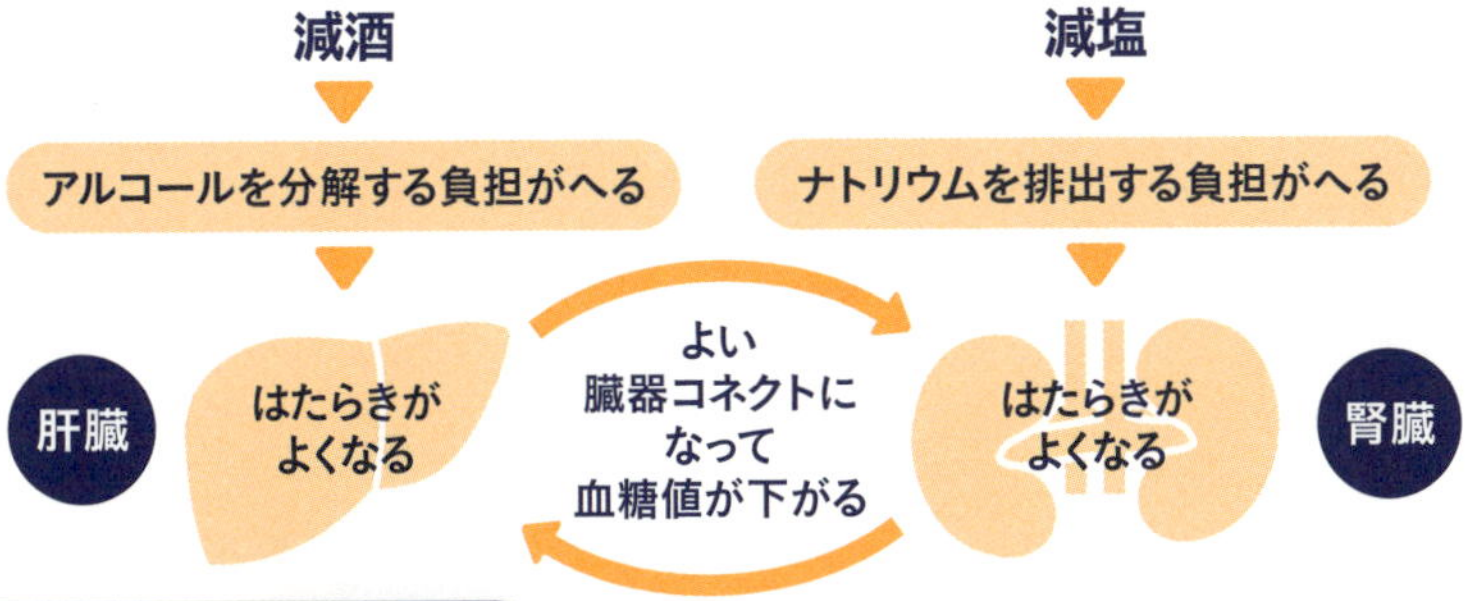

アルコールを分解する負担がへる

ナトリウムを排出する負担がへる

臓器コネクトに

このページにも注目! P88/P90

ピンク色の筋肉をふやして効率よく血糖値をコントロール

下半身の筋トレで糖の消費をふやし同時に肥満になりにくいカラダをつくる

カラダのエネルギーになる栄養素は、糖質、脂質、タンパク質の3種類。そのうち真っ先にエネルギーづくりに使われるのは糖ですが、ある程度運動をすると、脂肪も分解、消費されます。さらに、栄養不足で糖が欠乏すると、筋肉のタンパク質（アミノ酸）も分解され、肝臓でブドウ糖の材料になります。

つまり**筋肉は、自らのエネルギーとして糖をとり込み、グリコーゲンを蓄えるだけでなく、飢えに備えてタンパク質を貯蔵する器官でもある**わけです。

もちろん、筋肉を分解してエネルギーにするのは非常手段。基本的にはしっかり栄養をとり、運動もして筋肉をふやすことが、血糖コントロールのためにも大事です。

その筋肉をめぐって、あたらしいホットな話題といえば、脂肪を効率よく消費してくれる「ピンク筋」でしょう。

筋肉には、持久力が高い赤い筋肉と、瞬発力の強い白い筋肉があり、どちらが多いかでスポーツの向き不向きもおおむね決まります。この色の違いは、運動に必要な酸素をとり込むミオグロビンという赤いタンパク質の量の差です。

話題の**ピンク筋は、そのうち白い筋肉のほうがトレーニングで鍛えられたもの。瞬発力に加えて持久力もつくうえ、脂肪燃焼効率が高い**のが特徴とされています。

筋肉をふやす方法としておすすめなのは、下半身の筋トレ「スクワット」。**太ももなどの大きな筋肉を鍛えるので、糖の消費がふえて血糖値の安定に役立つ**からです。そのうえピンク筋がふえれば、太りにくいカラダになって一挙両得です。

解決 リセット法

軽いスクワットでも筋肉の量はふえる

1～3を1日
10～20回行う

▶ 効果的なスクワットのやり方

1 足を肩幅に広げてまっすぐ立つ

2 両手は上げたままゆっくり腰を落とす

3 両ひざをゆっくり伸ばす

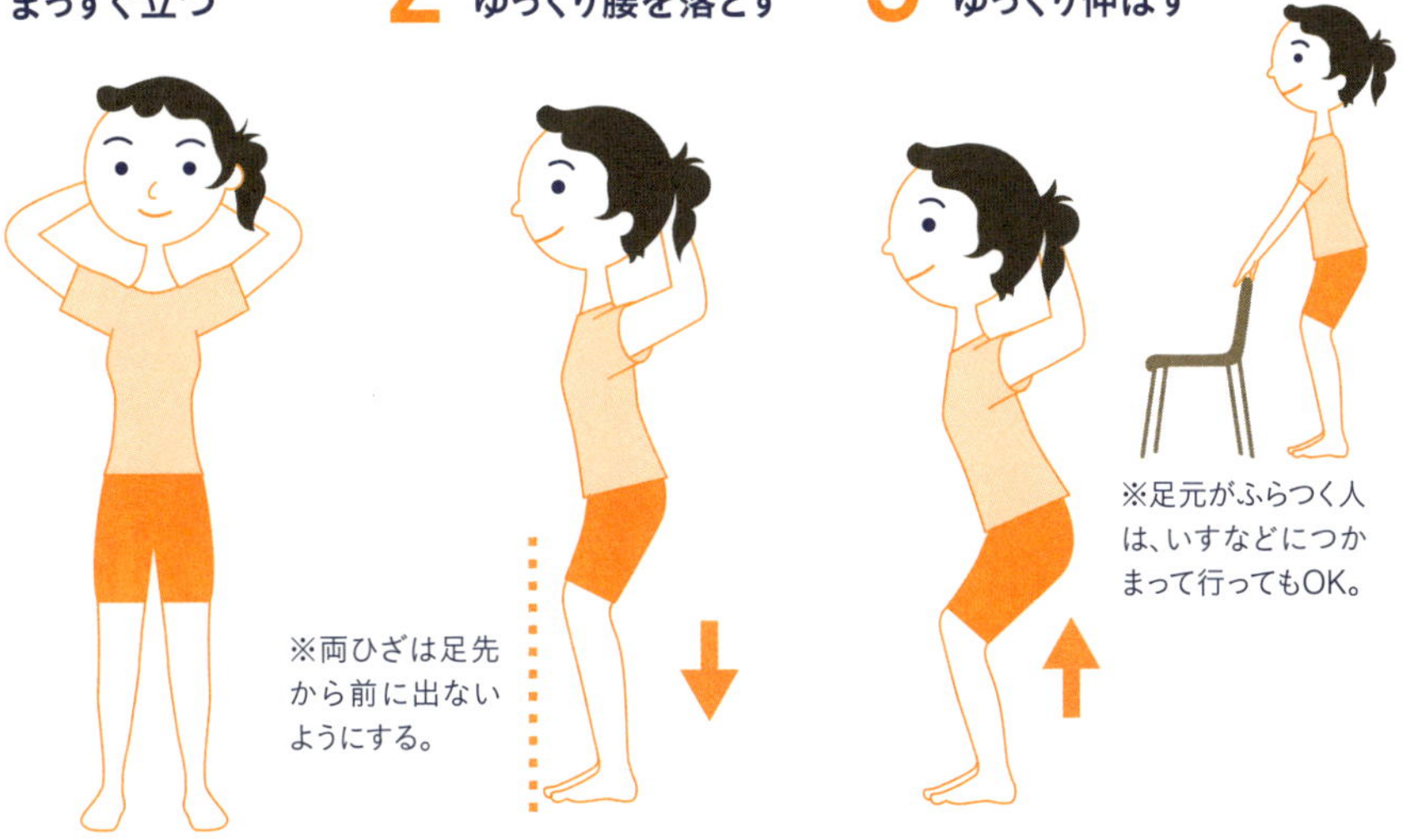

※両ひざは足先から前に出ないようにする。

※足元がふらつく人は、いすなどにつかまって行ってもOK。

しくみ 大きな筋肉を鍛えると血糖値が安定

MECHANISM

スクワットで効率よく筋肉をつけると、糖の消費がふえ、筋肉から分泌される複数の筋肉ホルモン（マイオカインと総称される）の血糖降下作用も加わり、血糖値がより安定しやすくなります。

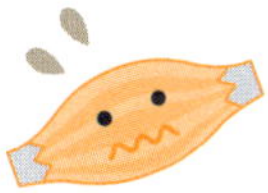

筋肉の量がへる

▼

血中のブドウ糖を筋肉にとり込みづらくなる

▼

筋肉ホルモンの分泌量がへる

▼

インスリンのはたらきが悪くなる

▼

高血糖に

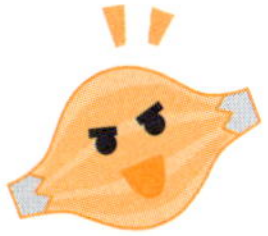

筋肉の量がふえる

▼

エネルギー消費がふえブドウ糖がとり込まれる

▼

筋肉ホルモンの分泌量がふえる

▼

インスリンのはたらきがよくなる

▼

血糖値が下がる

このページにも注目！ P108

禁煙による肺機能の改善は血糖値を下げる出発点

タバコは「魔のトライアングル」を発生させて糖尿病の発症リスクを大きく上げる

アルコールは節度を守ってほどほどに、と前述（P58）しましたが、タバコに関してはそう甘いことは言えません。より厳しく、「禁煙」をお願いしたいと思います。

例えば、長年タバコを吸っていた人は、息切れに悩まされるCOPD（慢性閉塞性肺疾患）という生活習慣病をしばしば発症します。この病気の患者さんたちは、糖尿病の発症リスクがきわめて高いのです。

それは、**喫煙によってカラダの中に、糖化、酸化、炎症の「魔のトライアングル」が発生してしまう**からです。

肺は、血液中の二酸化炭素を老廃物として排出し、新鮮な酸素をとり込みます。その酸素が血流に乗って全身の細胞にいき渡り、糖や脂肪を燃やしてエネルギーを生み出すことは、体内ネットワークの基本中の基本です。

ところが、**喫煙によって肺の機能が低下し、十分な酸素を末端まで送れなくなると、細胞の活動に支障をきたして血糖値が上がり、末しょうの血流も悪くなってしまいます。**

そもそも喫煙で糖化が進むのは、**タバコの葉自体が加熱加工された糖化物**だから。**煙の成分にもAGE（終末糖化産物）の生成を促す作用**があります。喫煙者には骨粗しょう症が多いことも知られていますが、それは骨の弾力性を保つコラーゲン組織が糖化し、ボロボロにコゲてしまうからです。

この際、タバコを吸っている人は禁煙し、肺のはたらきの改善に努めてください。喫煙による「魔のトライアングル」脱出は、血糖コントロールのスタートラインなのです。

解決 リセット法

失敗してもいい！　まずは気楽に禁煙チャレンジ

禁煙を成功させる3つのコツ

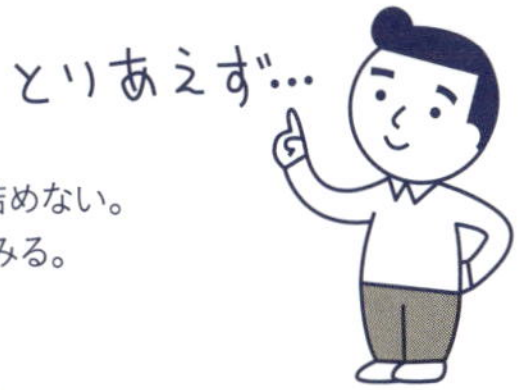

1 とにかく気楽に考える

・「もう一生タバコは吸わない」などと最初から思い詰めない。
・「とりあえず禁煙してみよう」と軽い気持ちで始めてみる。

2 「喫煙こそストレス」と発想を変えてみる

・喫煙所を探すのに苦労したり、タバコの煙を嫌われたり…これらこそストレスの元。
・タバコを吸わなければ、そんなストレスから解放されるのでは？

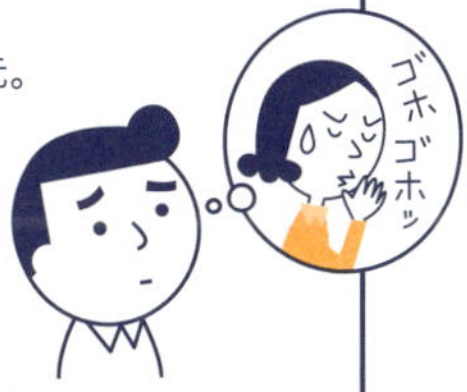

3 気分転換の方法を見つける

・ウォーキングや筋トレなどでカラダを動かす。
・絵を描く、ガーデニングを楽しむなど趣味を持つ。

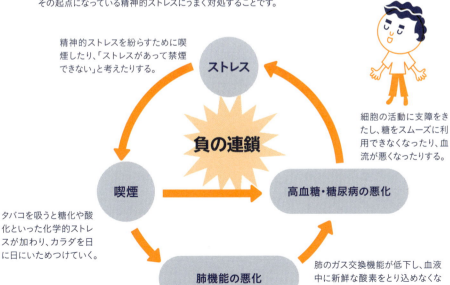

しくみ　ストレスを制御する意識の持ち方

MECHANISM

喫煙をやめて元気な肺を回復したり、高血糖を改善したりするコツは、下の図のような負の連鎖をよく理解し、その起点になっている精神的ストレスにうまく対処することです。

精神的ストレスを紛らすために喫煙したり、「ストレスがあって禁煙できない」と考えたりする。

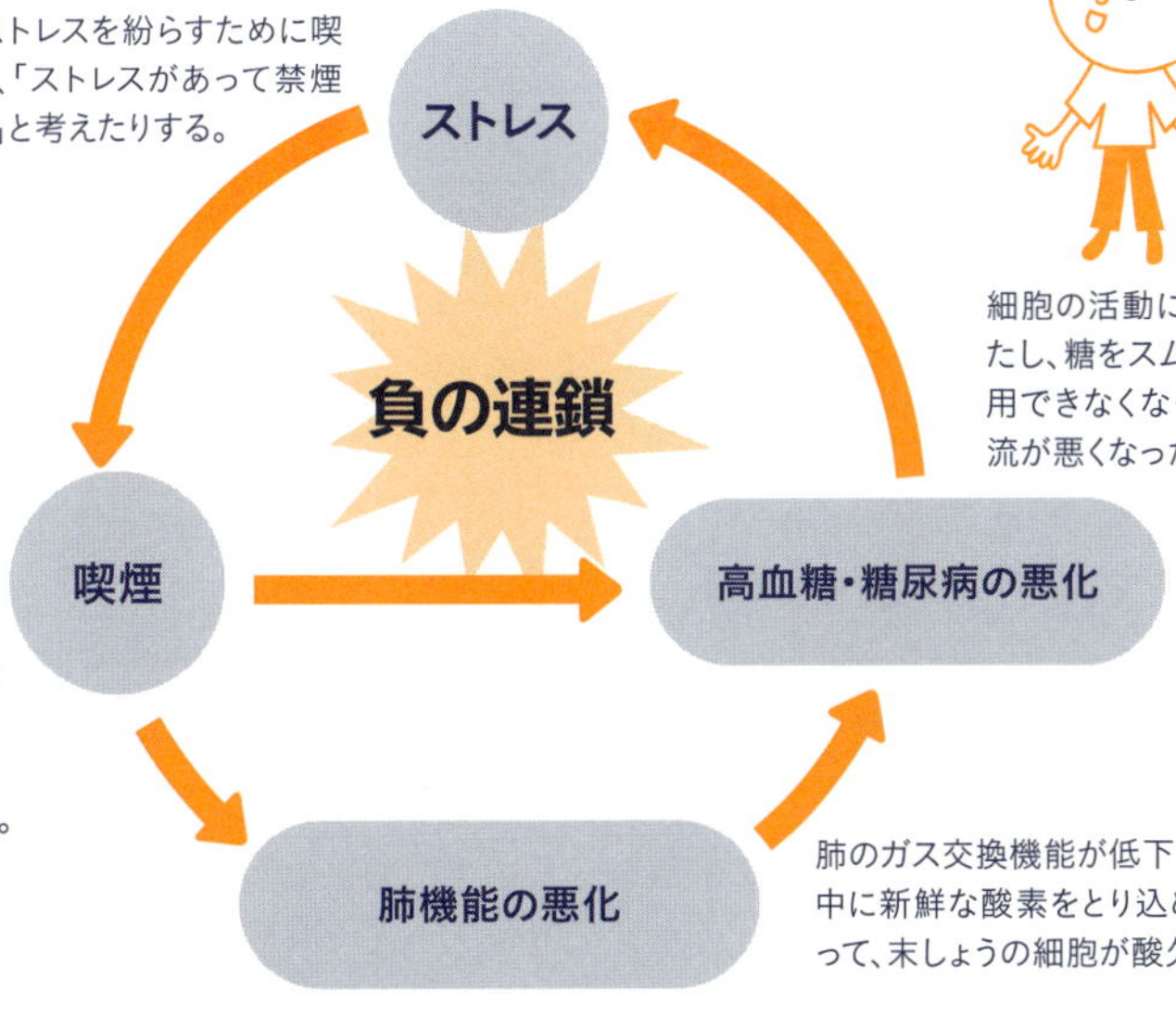

細胞の活動に支障をきたし、糖をスムーズに利用できなくなったり、血流が悪くなったりする。

タバコを吸うと糖化や酸化といった化学的ストレスが加わり、カラダを日に日にいためつけていく。

肺のガス交換機能が低下し、血液中に新鮮な酸素をとり込めなくなって、末しょうの細胞が酸欠に。

このページにも注目！ P110／P114

「ほったらかし歯周病」はキケン!

「歯周病」は糖尿病になりやすく重症化すると死亡リスクが高まる!

- 歯周病の人が糖尿病にかかる割合は歯周病でない人の約2倍
- 糖尿病の人が歯周病を発症する割合は糖尿病でない人の約2.6倍
- 重い歯周病がある人の糖尿病合併症による死亡率は歯周病がない人の約3.2倍

歯周病と糖尿病との悪循環にはまらないように!

歯周病と糖尿病との関係は一方通行ではなく、悪循環の相互関係です。歯周病の人が糖尿病にかかりやすいだけでなく、逆の影響も明らかに。アメリカ・アリゾナ州での大規模な調査結果で、糖尿病が歯周病を引き起こしやすいと確認されたのです。さらに、歯周病の深刻化が、心筋梗塞や腎臓病などの疾患で命を落とす危険を高めるという数字も示されました。カラダの中のこのようなネットワークを健全に保つことが大切です。

PART 3

5分でできる ダイエットリセット

DIET RESET

おなかを凹ませて改善する ガマンしない 糖質オフのコツ

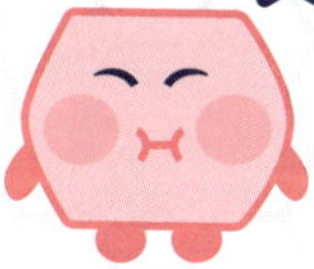

ダイエット法として多くの方がとり組む「糖質制限」はほんとうに健康的なのでしょうか？　高血糖をリセットすると同時に気になるポッコリおなかを解消する、板倉式「ゆる糖質オフ」をご紹介します。

解決リセット法×しくみ新図解

- □ 血糖値が急上昇する悪玉食品に注意
- □ 板倉式「ゆる糖質オフ」ならたった1割カット
- □ 「ゆる糖質オフ」を助けるフィトケミカル
- □ 1日1.5リットルの水で血液サラサラ
- □ 血糖値が急上昇しない主食と食べ方
- □ 食卓の器選びと目標メモでラクに糖質オフ
- □ 日本人の腸に合う「ゆる糖質オフ」の効果

ダイエット
リセット
DIET RESET

目的は血糖値スパイクを防ぐこと！ 知っておきたい糖質オフの基本のキ

やせたいとき、血糖値を下げたいときに避けるべき飲食物とは？

近年、「糖質オフ」をうたった食品や飲み物がたくさん市販されています。また、「糖質オフ」の定食やお弁当にも、一定の人気が集まっているようです。

すでにおわかりのとおり、「糖質オフ」とは、糖質の摂取をへらすことで高血糖を防ぐ食材やメニューです。

糖質のとりすぎは、食後に「血糖値スパイク」と呼ばれる高血糖状態を招きます。具体的には、**食後の血糖値が急上昇して140㎎／dl以上になると血糖値スパイク**。検査でも見つかりにくいので、非常に危険な現象です。

血糖値スパイクが起こると、血液中に急増したブドウ糖を処理するために**大量のインスリンが必要となり、すい臓に大きな負担が**かかります。また、**血液中にインスリンが急激にふえると、血管の壁から大量の活性酸素が放出され、血管自体のサビつき（酸化）も招いてしまいます。**

そこで、まずは血糖値スパイクを防ぐための「適度な糖質オフ」を心がけていただきたいのです。とりあえず、どんな食材を控えればよいのかを知っておいてください。

血糖値を上げる糖質とは、主に、①主食とされる米や小麦粉などの炭水化物、②いも類などのでんぷん、そして、③消化・吸収されやすい砂糖やブドウ糖です。

中でも極力避けたいのが、砂糖（ショ糖）などが使われている飲み物やお菓子。特に、**砂糖や「果糖ブドウ糖液糖」が入った甘い清涼飲料水は、それを飲むだけで、食後でなくとも血糖値スパイクを起こしやすいので要注意**です。

解決 リセット法

血糖値の急上昇を招く食品を避けるだけ

最大の悪玉は、砂糖たっぷりのドリンクやお菓子。ポテトチップスやクッキーは老化物質AGEをふやす「糖化食品」でもあります、また、白くてやわらかいパンなども血糖値を上げやすいので注意。

血糖値を急上昇させる食品

甘い飲み物

- 炭酸飲料
- 缶コーヒー（加糖）
- フルーツジュース
- スポーツドリンク
- 野菜ジュース　など

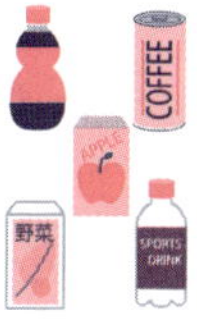

お菓子

- ポテトチップス
- クッキー
- バウムクーヘン
- あられ
- 大福もち　など

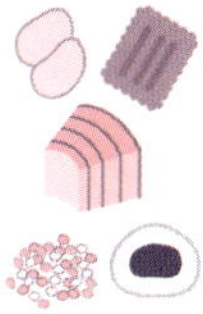

白いやわらか食品

- 菓子パン
- 食パン
- もち
- 白米
- うどん　など

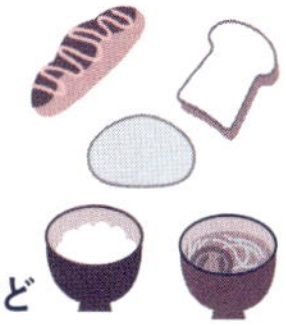

気をつけたい野菜や果物

ホクホク野菜

- じゃがいも
- さつまいも
- かぼちゃ
- とうもろこし
- にんじん　など

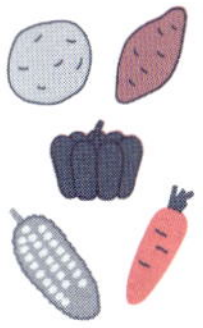

甘い果物

- もも
- ぶどう
- パインアップル
- かき
- バナナ　など

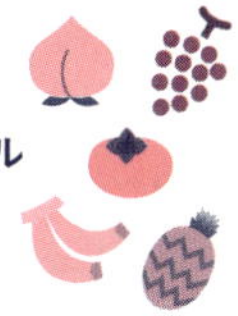

甘い果物は血糖値を上げる

果物は果糖、ブドウ糖、ショ糖のいずれかを含みます。果糖は食後の高血糖には結びつきにくいですが、脂肪となって高血糖を悪化させます。

しくみ

食後に血糖値が急に上がる血糖値スパイク

MECHANISM

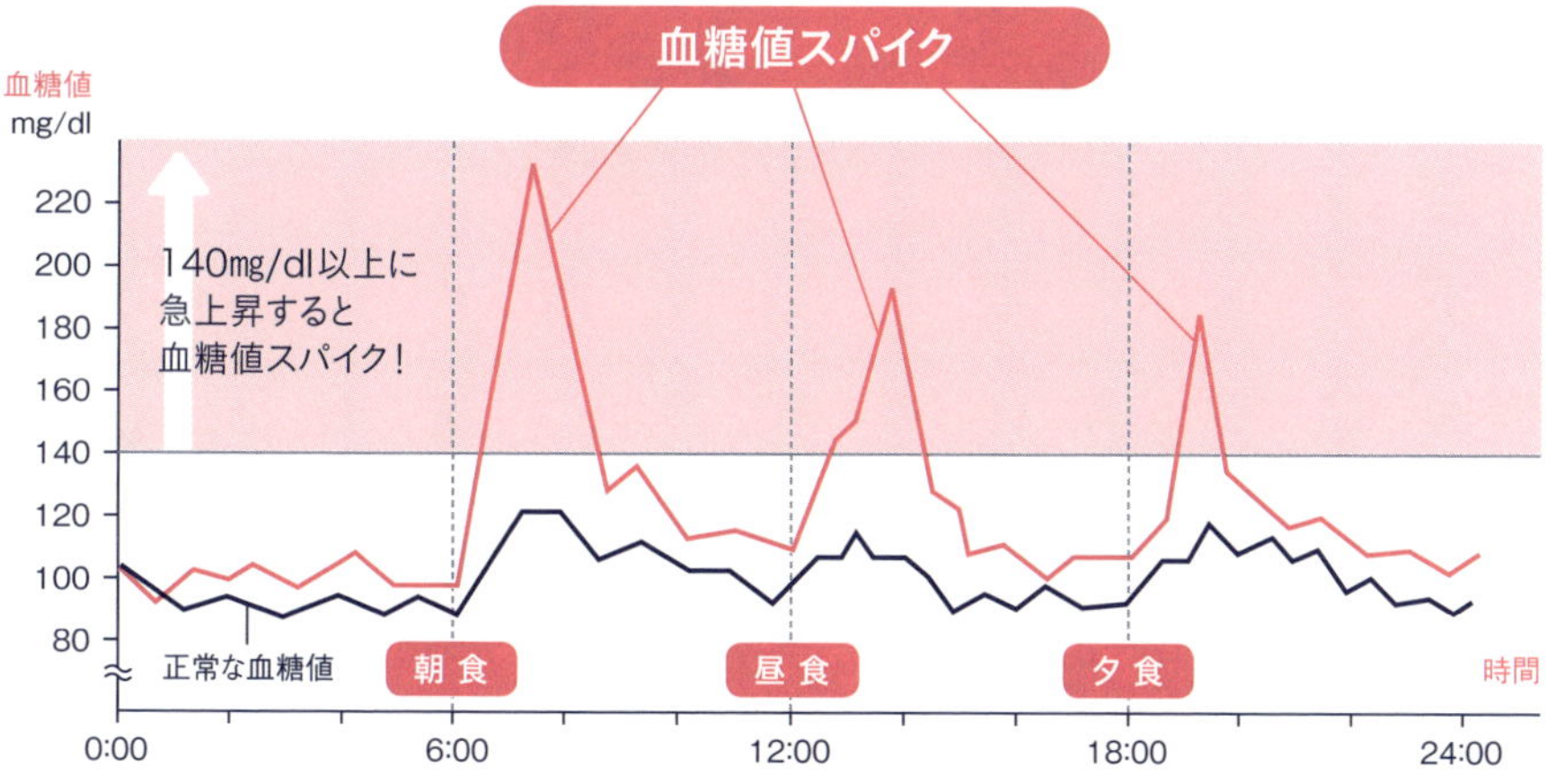

簡単だから続けやすく、効果も実感！ 板倉式「ゆる糖質オフ」があたらしい

極端な糖質制限をしなくても じわじわと効果が現れてくる

「糖質オフ」というと、しばしば話題になる過激な糖質制限を思い浮かべる人もいると思います。ですが私は、**そのような極端なダイエット法は基本的におすすめしていません。**

糖質オフといっても考え方はさまざまで、中には糖質を1食20g以下、1日50g前後に制限する食事法もあります。ですが、糖質を毎日250～300g程度摂取している平均的な日本人が、そういう食事で満足できるでしょうか？

また、厚生労働省が健康な成人に目標としている3大栄養素（カラダのエネルギー源となる糖質*、脂質、タンパク質）の摂取バランスは、「糖質50～65%、脂質20～30%、タンパク質13～20%」です。極端な糖質制限食だと糖質の割合が10～20%になることもあり、大きく目標を下回ってしまいます。

私は**糖質摂取の目標を1日200～250g、エネルギー量の50%程度に置けばよい**と考えています。

ただし、一般の人にエネルギー（カロリー）計算はわかりにくいと思います。**そこで、とりあえず今食べている糖質を、目安として1割へらして、様子を見ていただきたい**のです。

その結果、少しでも血糖値が下がればしめたもの。余裕があれば糖質をさらに1割へらしたり、本書にあるほかのさまざまな「リンクリセット法」も併用したりして、健康的に血糖コントロールを改善していってほしいのです。

「そんなにゆるくていいの？」と思われるかもしれませんが、健康法は簡単で続けやすいほど実用的なのです。以下でも、板倉式「ゆる糖質オフ」のコツを解説していきます。

*ここでは糖質＝炭水化物としています。

解決 リセット法

毎食の糖質をたった1割オフにするだけ

▶ 糖質を1割へらすコツ

糖質を1口残す

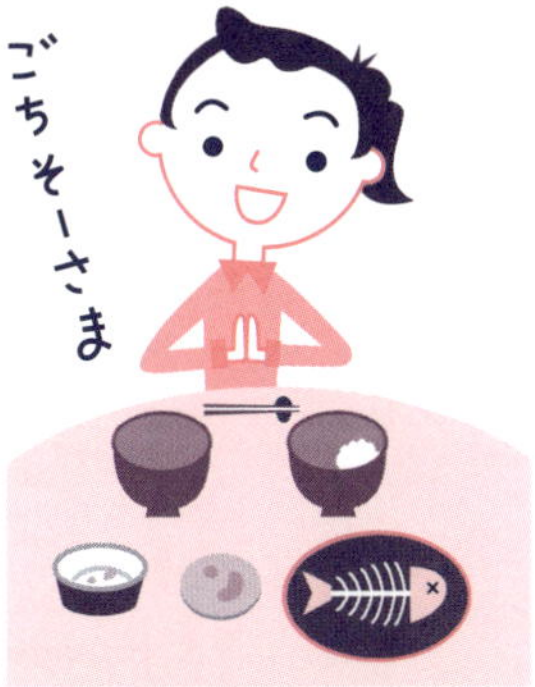

例えば、食事を終えるとき、ごはんを茶わんに少し残してみましょう。「もったいない」と思わず、カラダのために心がけてみてください。

主食をへらす

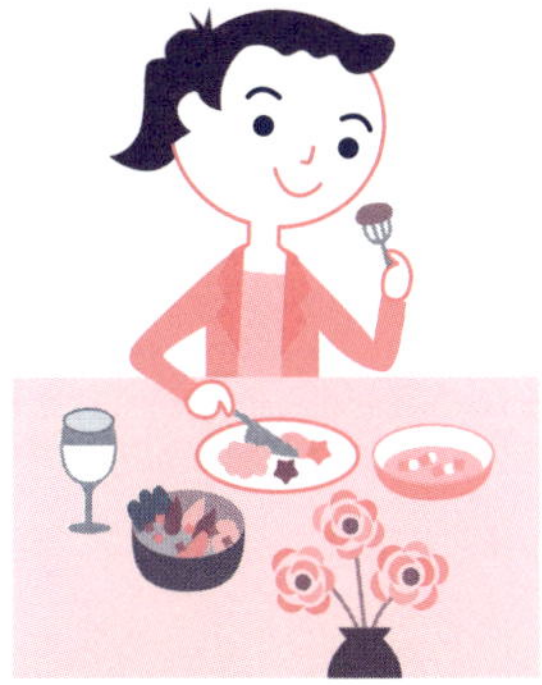

昼と夜の主食の量を半分にしたり、夜の主食を省いたりしてみましょう。外食の際も、パンやライスを頼まずに楽しんでみては？

甘い物を置き換える

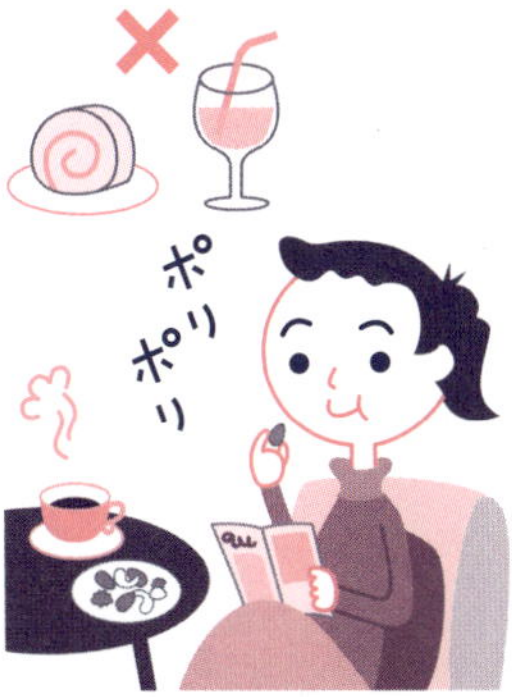

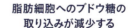

例えば、おやつの甘いケーキやジュースなどを、砂糖を使わないお茶やナッツ類などに置き換えると、糖質カットの早道になります。

しくみ 脂肪組織にとり込まれるブドウ糖がへる

MECHANISM

糖質摂取を1割ずつへらすだけでも、そのぶん血液中に入るブドウ糖は減少。脂肪細胞が過剰な糖を中性脂肪として蓄える量がへるので、自然にやせていき、やがて血糖値も下がります。

糖質のとりすぎ ▶▶▶ **糖質1割オフ**

▼

ブドウ糖が脂肪となって
脂肪細胞が肥大

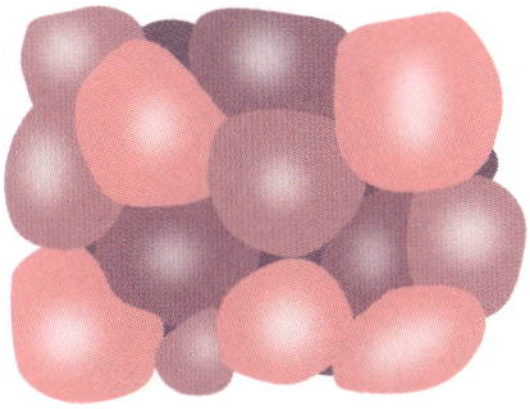

▼

太る

▼

脂肪細胞へのブドウ糖の
取り込みが減少する

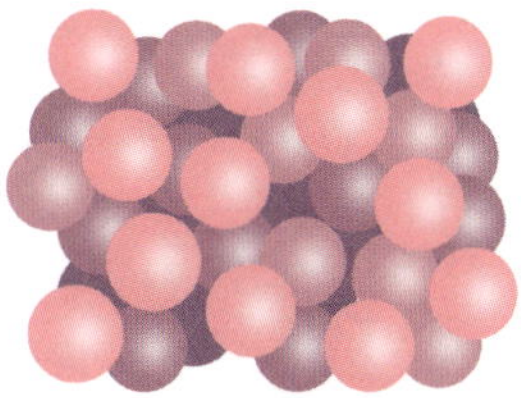

▼

やせる

カラダのサビつきを防ぐ「第7の栄養素」フィトケミカルを活用しよう

腸の炎症や血管のいたみを防ぎ血糖コントロールをよくしてくれる

糖質オフというと、3大栄養素の摂取バランスばかりに関心が向きがちですが、「ゆる糖質オフ」では、ほかの栄養素や食事のとり方も活用して高血糖を改善します。

その中で、私が重視していることの1つが、第7の栄養素ともいわれる「フィトケミカル」の摂取です。

通常、栄養素と呼ばれる食品成分は、糖質、脂質、タンパク質のほか、ビタミンとミネラルです。しかし、それに加えて第6の栄養素とも呼ばれる有用な食品成分が食物繊維、そして第7の栄養素とされるのがフィトケミカルです。

フィトケミカル（ファイトケミカル）とは、野菜や果物の色・香りなどの成分で、実に多くの種類と仲間があります。

例えば、左に挙げたアントシアニン、イソフラボンや、お茶のカテキンなどは「ポリフェノール」類、みかんなどに多く含まれるβ-クリプトキサンチンや、緑黄色野菜に豊富なβ-カロテン、リコピンなどは「カロテノイド」と呼ばれる物質の仲間です。

これらの成分には、活性酸素によるサビつき（酸化）を防ぐ作用があり、**腸壁から体内に吸収される前から、その防サビ作用（抗酸化力）で腸での炎症防止**に役立ちます。そして**体内に吸収されると、血管などの若さを保ち、動脈硬化や高血糖、高血圧を防いでくれる**のです。

実はフィトケミカルを多く含んでいるのは、PART2で解説したカラフル食品（P38）です。また、発酵食品と食物繊維の活用（P36）や、ちょこちょこ食べ（P40）、食べ順の法則（P42）なども、板倉式「ゆる糖質オフ」の実践メソッドです。

解決 リセット法

フィトケミカルを含む食品をモリモリ食べよう

ゆる糖質オフにおすすめのフィトケミカル

アントシアニン

赤ワイン、ブルーベリー、なすなどに含まれる赤や紫の色素成分。

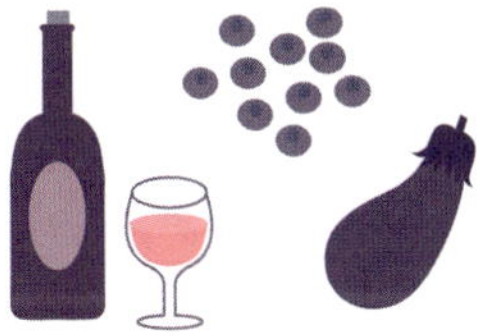

イソフラボン

大豆、きな粉などに含まれ、更年期の症状の予防にもはたらく。

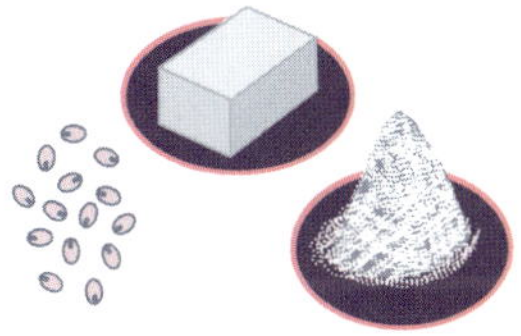

β-クリプトキサンチン

うんしゅうみかん、はっさく、きんかんなど、かんきつ類のミカン色の成分。

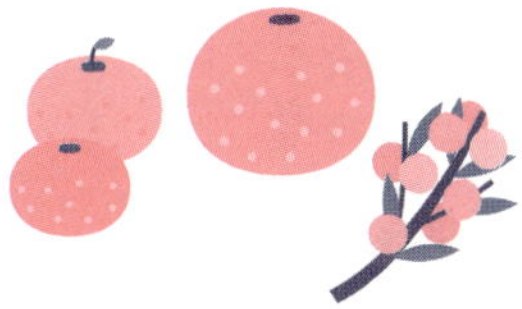

フコキサンチン

わかめ、ひじき、昆布などの海藻類に含まれている褐色の色素成分。

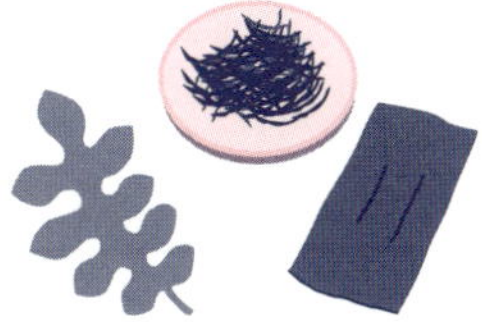

アスタキサンチン

さけ、かに、えびなどの赤い色素成分で強力な抗酸化作用を持つ。

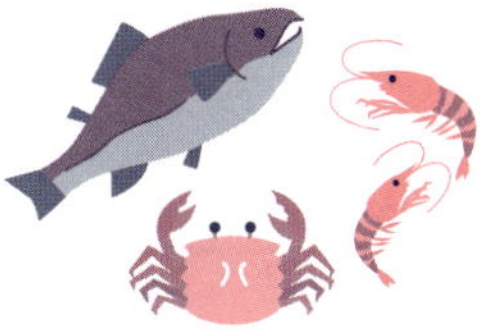

硫化アリル

たまねぎ、にんにく、ねぎなどのツンとする刺激臭のもとになる成分。

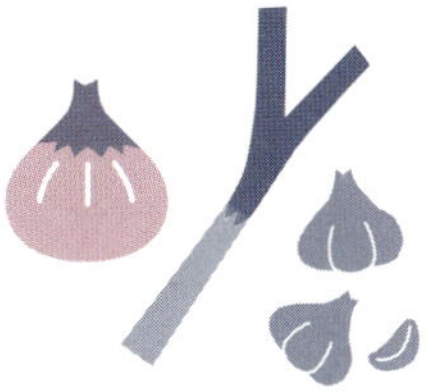

しくみ 酸化をおさえて血管を守る

MECHANISM

フィトケミカルを十分にとっていると、ストレスや紫外線など、さまざまな原因で体内に発生する活性酸素が消去される。血管をサビつきや炎症から守り、高血糖や肥満も防いでくれる。

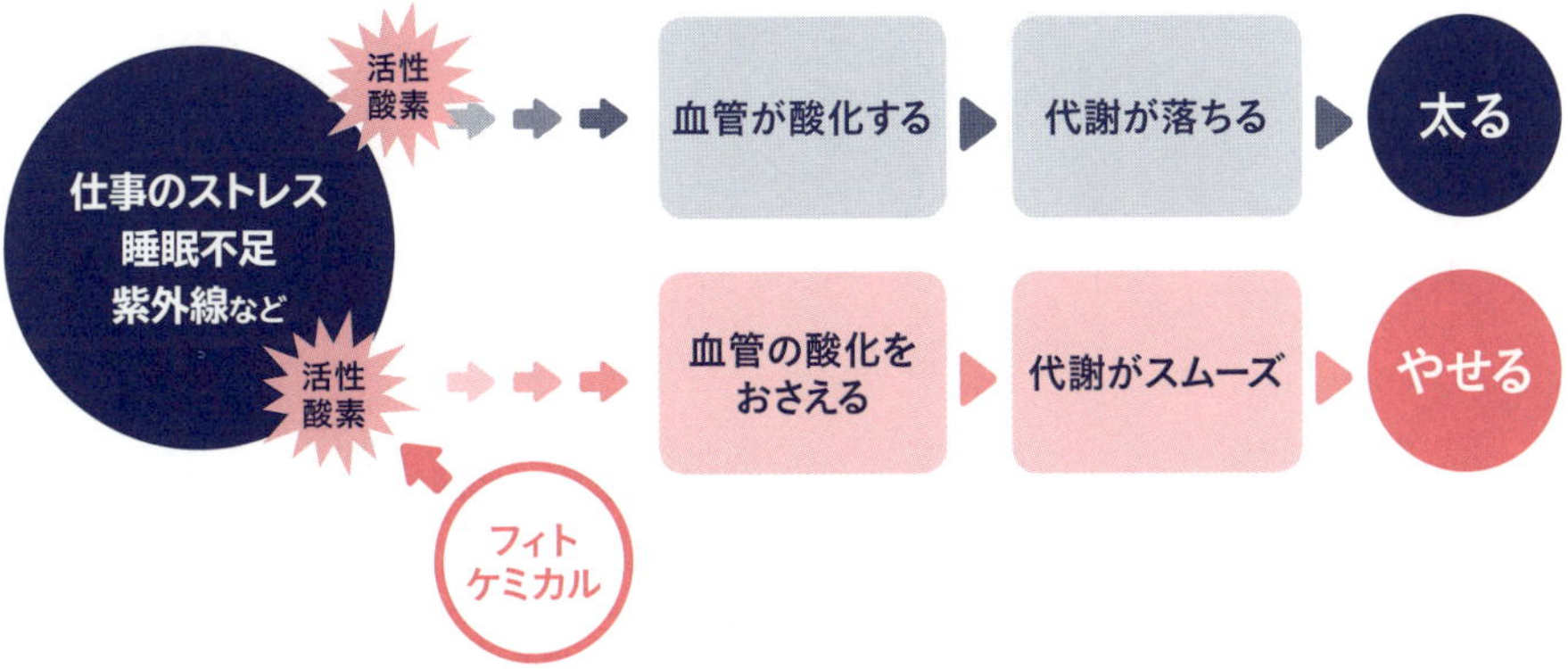

こまめに水分を補給すれば 血液はサラサラに保たれ、高血糖も予防

フィトケミカルを含むお茶やコーヒーも併用してこまめに飲むとよい

食生活で意識して摂取したいものの1つが、水分です。

私たちのカラダは、体重の約60％にも及ぶ水分で満たされています。そのうち体重の40％が細胞内の水分、15％が細胞外の水分（間質液）で、体重5％分程度に当たる水分が血液として循環し、全身の細胞に栄養素や酸素を届けています。

この**水分がなければ、体内ネットワークのバランス、すなわち「ホメオスタシス」を維持することはできません。**

水分が不足して血液ドロドロ状態になると、脳梗塞や心筋梗塞の発症リスクが高まるうえ、細胞の代謝が低下して、高血糖や肥満を招く元になります。そうした不調を解消するうえで大切なのが、積極的な水分補給です。

健康な人は、カラダから毎日約2・5リットルの水分を排出しています。季節や気候でも変動するのであくまで目安ですが、尿や便として約1・6リットル、汗や呼吸によっても約0・9リットルの水分がカラダの外に出ていくのです。

それを補うには、飲み水として最低でも1・2リットルぐらいの水分摂取が必要です。平均的な人は、食事から1リットル程度水分をとり、体内でも0・3リットル程度の水がつくられます。ですから2・5リットルは飲まなくてもよいのですが、私は、**毎日1・5リットル程度の水分摂取を**おすすめします。

ただし、血糖値スパイクにつながる甘い清涼飲料水は避けること。一方、**日中なら、カフェインが含まれる緑茶やコーヒーもOK。緑茶にはカテキン、コーヒーにはクロロゲン酸というポリフェノール（フィトケミカル）が含まれています。**

解決 リセット法

甘くない水分を1日1.5リットル飲む習慣を

こんなときに水を飲む

水分はむやみにガブ飲みしないで、こまめにとるほど効果的。摂取のコツは「のどが渇いた」と感じる前に、コップ1杯ずつ飲むことです。

・朝起きたときに

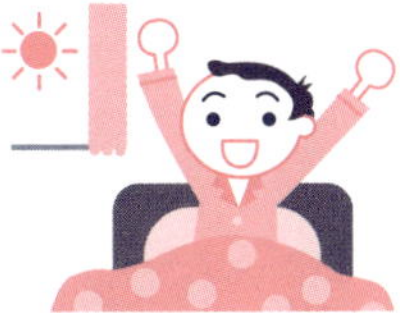

・毎回の食事に

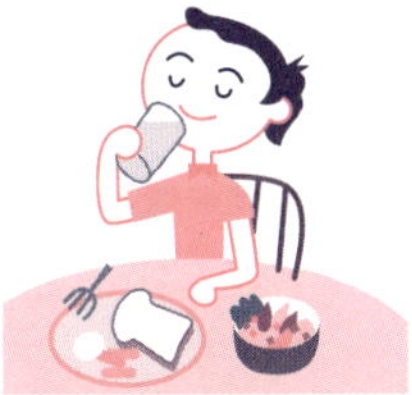

・食事の間に

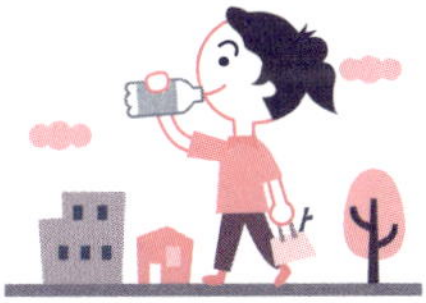

・入浴の前後に

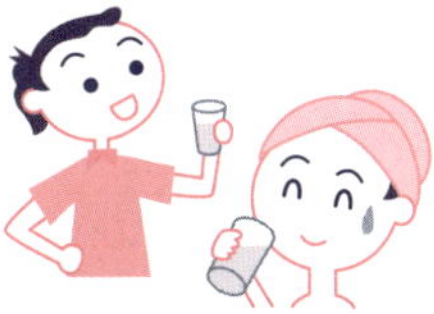

・夜寝る前に

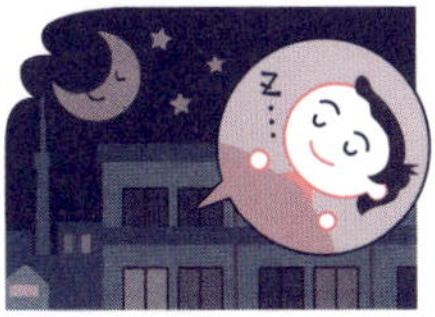

甘くない飲み物で水分補給

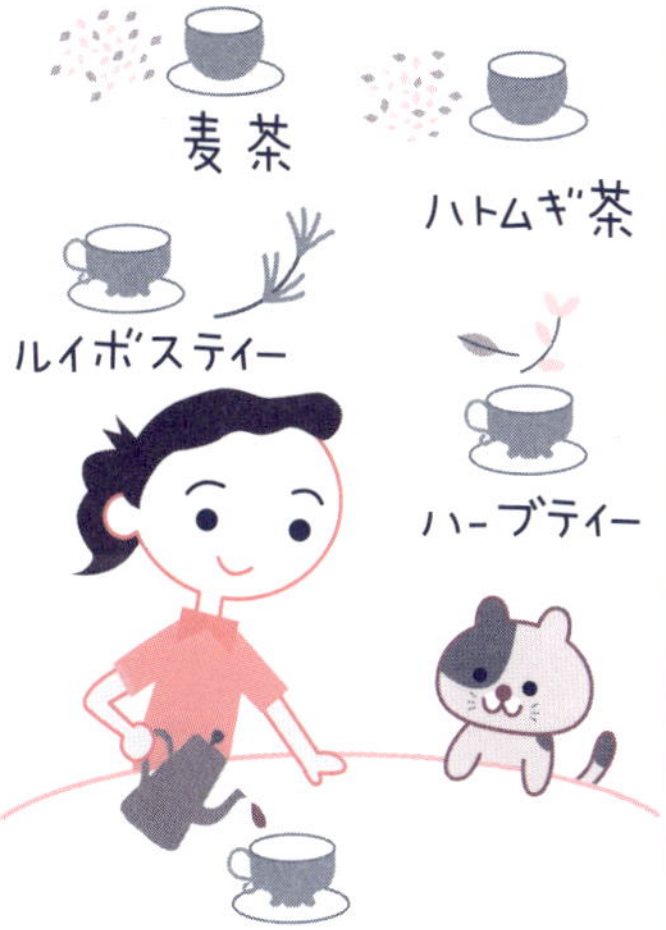
麦茶
ハトムギ茶
ルイボスティー
ハーブティー

緑茶やコーヒーのカフェインには覚醒・利尿などの作用もあるので、就寝前（夕方以降）は水かノンカフェインのハーブティーなどがおすすめ。

しくみ

全身の細胞の代謝がよくなってやせる

MECHANISM

高血糖 ▶ 血液中にブドウ糖があふれる（血液ドロドロ） ▶ 血糖値160mg/dl超になると余分な糖を排出するために尿が増量することも ▶ 脱水状態になる ▶ 細胞の代謝が低下 ▶ 脂肪の蓄積 ▶ 太る

↓

こまめに水を飲む ▶ 血液がいつもサラサラ ▶ 代謝がよくなる ▶ やせる

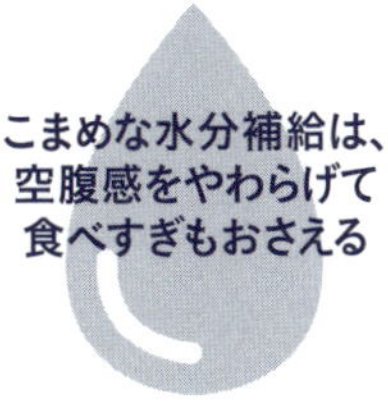
こまめな水分補給は、
空腹感をやわらげて
食べすぎもおさえる

体内の水分不足によって便がかたくなり排出されにくくなることも。腸のはたらきを正常に保つためにも適度な水分補給が大切です。

主食の選び方や食べ方を工夫して食後血糖値の急上昇を防ごう

糖質でも精白されていないものを選びよくかんで食べると高血糖にならない

ゆる糖質オフでは、血糖値を上げにくい主食を選んで、必要な糖質はしっかり摂取します。穀類は、精米などの加工法によって食後の血糖値の上がり方がかなり変わるからです。

食品ごとに**食後血糖値の上がりやすさを示す指標として、ＧＩ値が知られています。この数字が小さい食品ほど、糖質がゆるやかに吸収されるので、血糖値が上がりにくい**のです。例えば、精白米のＧＩ値が84なのに対して、玄米は56と、血糖値をより上げにくいことがわかります。

また、最近注目されている指標にＧＬ値があります。これは、ＧＩ値に1食での糖質摂取量をかけた数字で、実際に食べる量でみた血糖値の上がりやすさを示します。一般的なＧＬ値は、精白米なら47前後、玄米なら30前後になります。

つまり、精白されていない素朴な穀類のほうが、精白された穀類より断然、血糖値を上げにくいのです。

海外の研究では、精白していない「全粒穀物」を食べている人ほど糖尿病が少ないことまで判明しています。北欧の５万５０００人以上を対象にした研究では、全粒穀物を毎日50g以上とっている人の糖尿病発症リスクは、男性で34%、女性で22%も低いとしています。また、約16万人を対象にしたアメリカの調査でも、全粒穀物の摂取が多い人は糖尿病リスクが北欧の研究結果と同程度低いと報告されています。

また、食事は食べ方に気をつけると、より高血糖を防ぐ効果が期待できます。**同じ食事内容でも、よくかんで食べると食べすぎや血糖値の急上昇を防ぐことができる**のです。

解決 リセット法

血糖値を上げにくい主食を選びよくかんで食べる

血糖値を上げにくい低GIの糖質を主食にする

白くやわらかい精白米や食パンに比べ、黒っぽくかたい玄米、全粒粉パンなどは低GI。表皮や胚芽の成分が含まれていて栄養も豊富です。

高GIの主食　**低GIの主食**

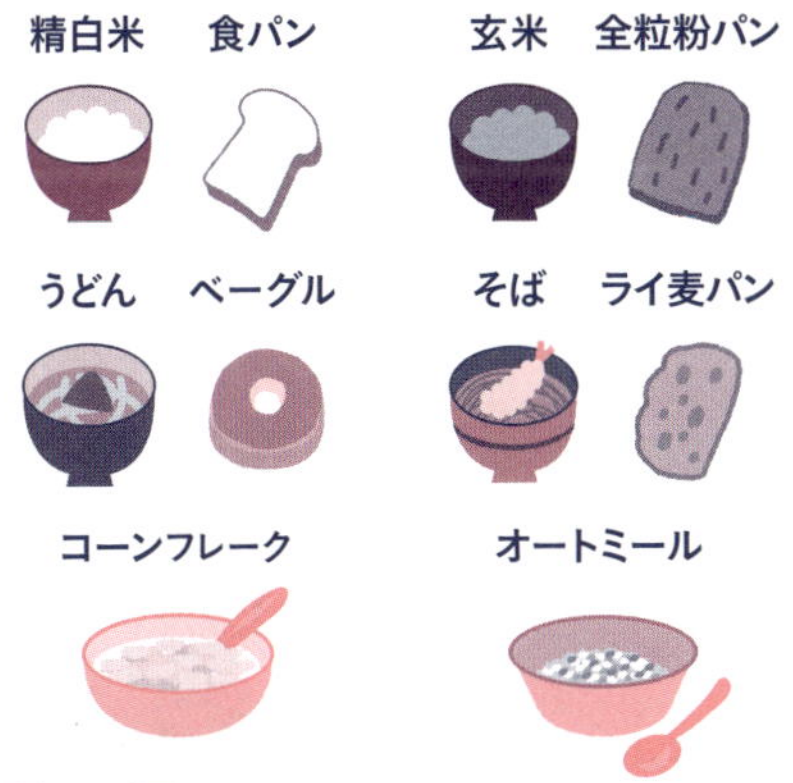
精白米
食パン
玄米
全粒粉パン
うどん
ベーグル
そば
ライ麦パン
コーンフレーク
オートミール

しくみ　インスリンのはたらきがよくなる

MECHANISM

低GIの主食は糖質の吸収に時間がかかり、血糖値の上昇もゆるやか。インスリンがより少量でも作用しやすいため血糖値が安定します。

高GIの主食	低GIの主食
▼	▼
血糖値が急上昇	血糖値がゆるやかに上がる
▼	▼
インスリンのはたらきが悪くなる	インスリンがよくはたらく
▼	▼
高血糖になりがち	高血糖を予防

歯ごたえのある食品を選ぶ

副菜にも歯ごたえのある食品を多く選ぶと、よくかんで食べるので満腹感が得やすく過食も防げます。だ液の分泌もよくなり一石二鳥。

食物繊維が多い食品

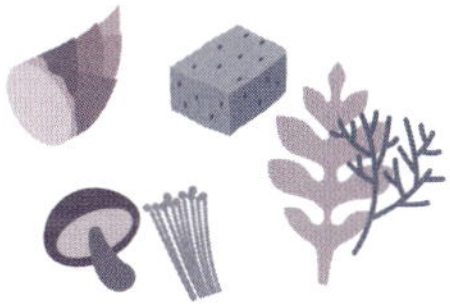

- タケノコなどの野菜
- 海藻
- こんにゃく
- きのこ　など

かたいタンパク質食品

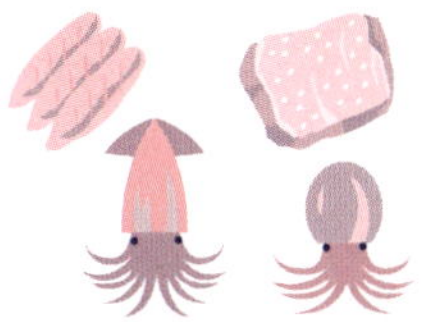

- 鶏ささ身
- 鶏もも肉
- イカ
- タコ　など

しくみ　だ液がよく出て高血糖予防になる

MECHANISM

だ液には口の乾燥を防ぎ、細菌の繁殖をおさえる役割もあります。よくかむとだ液がたくさん出て、歯周病による高血糖も予防できます。

よくかむ
▼
だ液がよく分泌される
▼
口の中の衛生状態がよくなる
▼
悪玉菌が減少し歯周病を防ぐ
▼
高血糖を予防・改善

生活の一部として食事をさらに楽しみながら肥満を解消しよう

モチベーションをアップして高血糖の改善を達成する成功の秘けつ

ここで、ゆる糖質オフをうまく続け、成功させる工夫にも触れておきたいと思います。簡単に言えば「動機づけ」です。

そもそも私たち人間には、気分に左右されがちで、楽しいことだけをしたくなる傾向があります。健康によいとわかっていても、イヤなことはなかなか長続きしません。

それを逆手にとると、こうも言えるでしょう。**ダイエットや運動をストレスにせず、逆にモチベーションを高めて楽しめたら、必ず継続し、習慣化しやすくなる**、と。

そこで、まずは食事を楽しむ工夫から。**食卓をいろどる食器を使い分け、ゆっくり味わいながら食べてください**。主食や糖質の多い料理は小さい器に盛りつけると、見た目の満足も加わって、自然と食べすぎが解消できます。

次に、**ゆる糖質オフに関する記録や日誌をつけましょう**。少し前に、食べた食事内容と体重の変化を書くだけでやせる、というダイエットがはやったことがあります。食生活を見なおして改善につなげるという趣旨でした。ですが実は、この方法が成功しやすい理由として、「自分への興味」を満たすという動機づけもはたらいているように思えます。

最近、食生活をＳＮＳで公開している人が少なくありませんが、そこにも「自分への興味」という動機があると思います。ウォーキングや筋トレなどにも言えることですが、**健全な自分への興味を継続のモチベーションにつなげるのは、よい方法**です。ゆる糖質オフの食事を写真で記録して楽しむなども、「十分あり」ではないかと思います。

解決 リセット法

食器を使い分けたり記録をつけたりして楽しむ

糖質の多い食品は小さい器に盛りつける

「腹八分目がいい」とわかっていても、食器に盛りつけた料理はついつい完食しがち。大小の器やとり皿を使い分けて食べましょう。

・ごはん茶わんを小さい器に変える

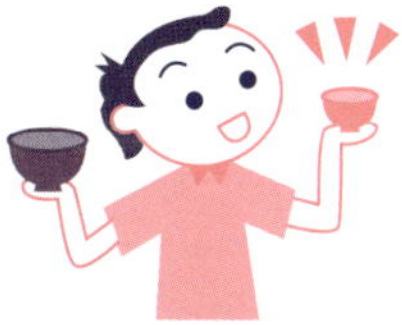

・大皿から直接食べず、小さいとり皿を使う

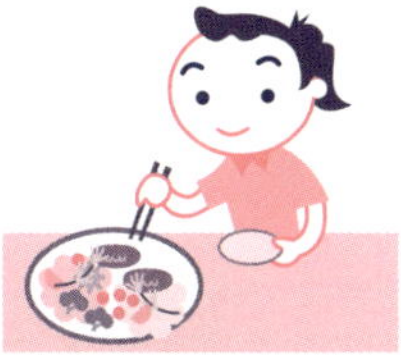

・大きめの器には食物繊維が豊富な野菜を盛りつけてたっぷり食べる

しくみ 過食や糖質のとりすぎをムリなく防げる

MECHANISM

糖質の多い料理は、おしゃれな小皿などに盛りつけると、視覚的にも満足感が得やすくなって、とりすぎを防ぐことができます。

大きな皿に盛りつけると量がふえる	小皿を使うと自然に量がへる
▼	▼
食べすぎる	食べすぎない
▼	▼
太る	やせる

糖質オフに役立つゆるめの目標を2つ決め、記録をつけていく

ストレスにならない「ゆるい目標」を掲げ、記録のしかたを決めて（できた日は○、できなかったら×など）、毎日つけていきましょう。

・例えばこのような目標を

日付	夜食を食べない	ごはんのおかわりをやめる
4／1(月)	○	○
4／2(火)	○	○
4／3(水)	×	○
4／4(木)	○	×
4／5(金)	○	○
4／6(土)	×	×
4／7(日)	○	○
4／8(月)	○	×
4／9(火)	○	○

しくみ ゆる糖質オフを続ける意欲がわく

MECHANISM

人は自分に関心を持っているほうが自然です。ゆる糖質オフを続けている自分に興味を持ち、日々の目標の達成度などを記録しましょう。

毎日記録をつける

▼

自分への興味が満たされる

▼

ゆる糖質オフ体験を「記録したい」「振り返りたい」という意識がはたらく

▼

モチベーションが高まって継続につながる

▼

ダイエットに成功する

「糖質オフダイエット」ほんとうの効果とデメリットを知っておこう

脂肪が消費されてやせる効果はあるが腸内フローラや腎臓には負担がかかる

ゆる糖質オフでは、過剰な糖質をカットして高血糖をおさえますが、カラダのエネルギー源はあくまでブドウ糖です。それに対し、**「ケトン体ダイエット」などの厳しい糖質制限は、主なエネルギー源を脂肪に切り替えてやせるもの**です。

糖質を絶つと、糖の不足を補うために、まず肝臓のグリコーゲンが消費されます。ただし、グリコーゲンは1日弱で枯渇するため、次に脂肪細胞の中性脂肪が消費されるのです。肝臓に脂肪酸（中性脂肪の材料）が運ばれ、ケトン体という物質がつくられて、代替エネルギーとして利用されます。

ただし、このダイエットは肝臓に負担が大きいので長期間続けるべきではありません。糖質のかわりに肉の摂取をふやすと、腸内にアンモニアなどの有害物質も増加します。さらに、**高血糖で血管をいためている場合、高タンパク食が腎臓に負担をかけ、腎臓病の発症を早めるおそれもあります。**

そもそも日本人の腸には、腐敗を防ぐ酢酸をつくる善玉菌や、海藻を分解する酵素が多いほか、「炭水化物の多い食事に適応した腸内細菌」がすみついています。

厳しい糖質制限は、食習慣の異なるアメリカで提唱された「アトキンス・ダイエット」の流れをくむものですから、日本人の体質に合っているかどうかが、そもそも疑問です。

なお、ケトン体が異常にふえるケトアシドーシス（脱水や昏《こん》睡《すい》を招く発作）は健康な人にはほぼ無関係で、糖尿病の人が極端な糖質制限をした場合に起こります。**糖尿病の人は極端なダイエットに走らず、医師に相談してください。**

解決 リセット法

日本人の腸内フローラに合ったゆる糖質オフ

穀類の食物繊維は糖尿病の改善と予防に有用です。そして日本人の腸には炭水化物好きな腸内細菌がすんでいます。板倉式「ゆる糖質オフ」は、その腸内フローラを生かす食事法です。

板倉式「ゆる糖質オフ」でおすすめの主食

ごはん

- 玄米
- 5分づき米
- 胚芽米
- 押し麦、黒米、赤米、ひえ、あわなどを混ぜた雑穀米

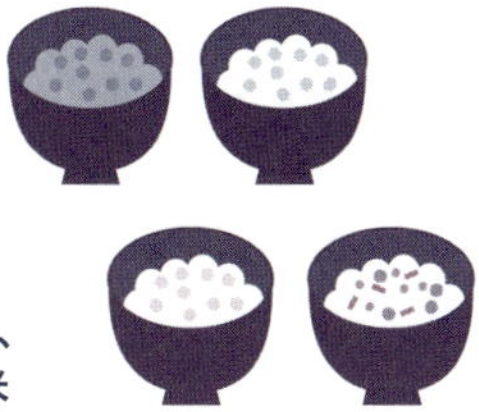

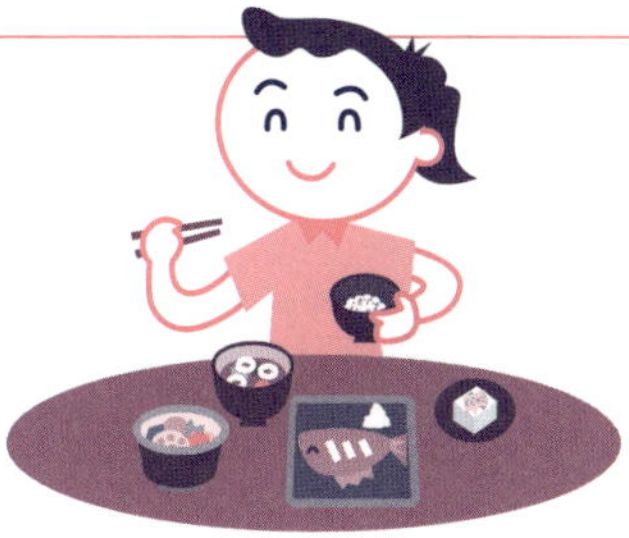

パン

- 全粒粉パン

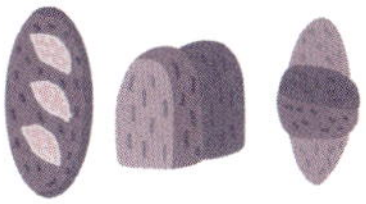

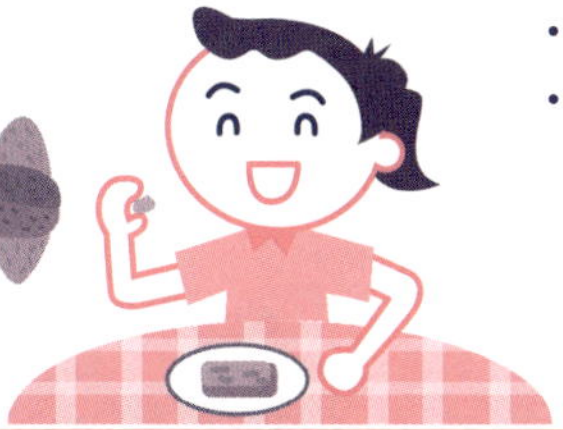

めん類

- そば
- 中華めん

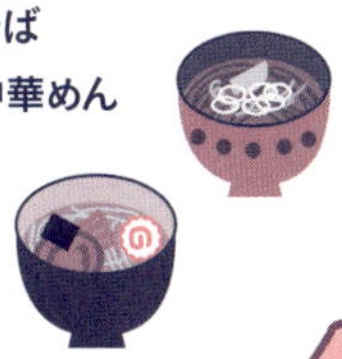

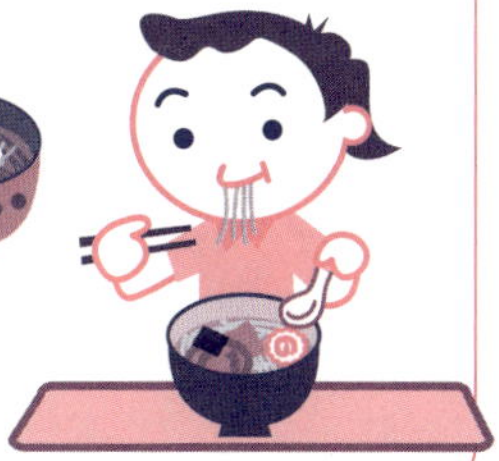

しくみ MECHANISM

きびしい糖質制限は血管をいためる

きびしい糖質制限

▼

ブドウ糖を補う肝臓のグリコーゲンが枯渇する

▼

脂肪細胞の中性脂肪が分解され、脂肪酸が肝臓に運ばれる

▼

肝臓でケトン体がつくられる

▼

負担で肝臓がいたむことも

タンパク質と脂質を多くとる

▼

2週間〜2か月以上続けると、食後の血中アミノ酸(タンパク質)値、中性脂肪値が高くなることが多い

▼

長期にわたって続くと体内に炎症を起こしやすくなる

▼

血管がいたむ

さっそく今日から身軽になろう!

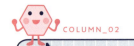

ヘモグロビンA1cと血糖値を改善するダイエット目標はこれだけ!

- 今の体重から1〜3%へらすと
ヘモグロビンA1cが改善

- 今の体重から3〜5%へらすと
空腹時血糖値が改善

- まずは1%ダイエットから始めよう!
目標は今の体重から3%ダイエット!

わずかな減量でも結果はちゃんと現れる!

日本肥満学会による「肥満症診療ガイドライン」が示すうれしい数字です。BMI25以上35未満の肥満状態を上でいう「今」とすると、血糖値などを下げる減量目標(%)はたったの1桁なのです。肥満でたまった内臓脂肪をへらせば、大きく改善するというわけです。運動が不足しがちなあたらしい時代、実現しづらい目標を立てるより、「まずは3%やせよう!」などから始めて結果を出し、上げたモチベーションをキープしていきましょう。

PART 4

5分でできる
栄養と食事リセット

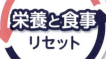

NUTRITION & MEAL RESET

テーブルから改善する 食べ方のコツ

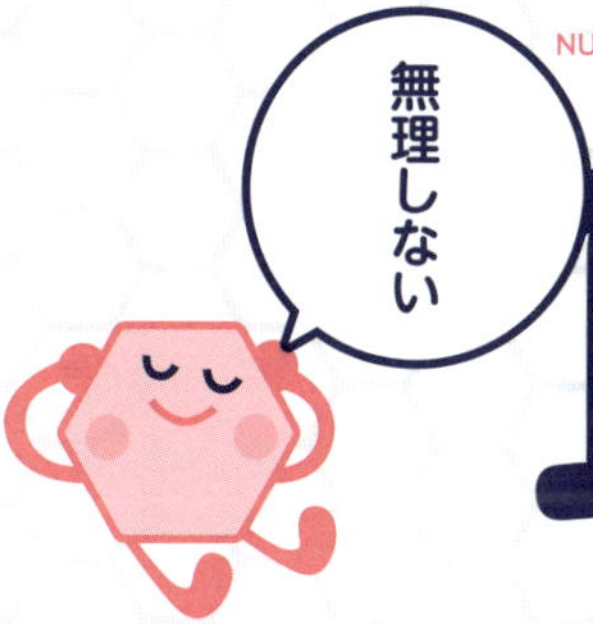

食生活の中心・テーブルは高血糖リセットの原点。食べ方を少し変えるだけで、多くの方の血糖値が下がりました。食材選びも調理法も、無理しては続きませんので、楽しく改善していきましょう。

▶ 解決リセット法×しくみ新図解

- □ 4つの栄養素バランスで血糖値コントロール
- □ 肉、魚、野菜が血糖値を下げる味方
- □ 動脈硬化を防ぐ卵・納豆・ヨーグルトのチカラ
- □ カラダにいい油と調味料を選ぶコツ
- □ おやつとお酒は糖質少なめならガマン不要
- □ 血糖値を一気に上げない冷たいごはん
- □ よく聞く健康成分、まず1つ試すなら?

糖質をへらすだけではバランス不足？ 血糖値にいい栄養素とは？

和食をベースに地中海食やDASH食の“いいとこどり”をするとよい

PART3では、主に糖質のとりすぎをおさえて血糖値をコントロールするコツを考えてきました。ですが、生活習慣病を防ぎ治すには、ただ糖質をへらせばよいというものではありません。栄養バランスが大事なのです。

その点で、**世界的に高く評価されている食事法に「地中海食」や「DASH食」があります**。名前を聞いたことがある人も多いかと思いますが、実はこれらは、欧米人の目からみた理想の食事とはどんなものかを示しています。

地中海食とは、「地中海沿岸諸国の人たちが日常食べているような食事」のこと。そしてDASH食とは、この地中海食を参考に、アメリカで考案された高血圧の予防・治療食です。

興味深いことに、**地中海食の栄養バランスをみると、炭水化物（糖質）が意外と多く、タンパク質が比較的少ない**のです（炭水化物45〜60％、タンパク質10〜12％、脂質20〜35％といった割合になっているといわれています）。

そして**DASH食の趣旨は、アメリカ人がとりすぎている動物性脂肪をへらし、地中海食のような栄養バランスに近づけようということ**。カギとなる栄養素は、タンパク質、食物繊維のほか、カリウム、カルシウム、マグネシウムなどのミネラルだといわれています。

日本人は、地中海食と並んで健康的とされる和食を伝統的に食べてきました。そこで、**和食のよさに再注目**しながら、DASH食などの「いいとこどり」を考えると、左のような栄養素が大事になると考えられます。

解決 リセット法

日本人の血糖値によい4つの栄養素グループ

タンパク質　筋肉の材料になる栄養素。肉よりも魚や卵の摂取をふやすとベター。

食物繊維　70年前の1日23.5gから、現在は15g程度に減少。もっと野菜を！

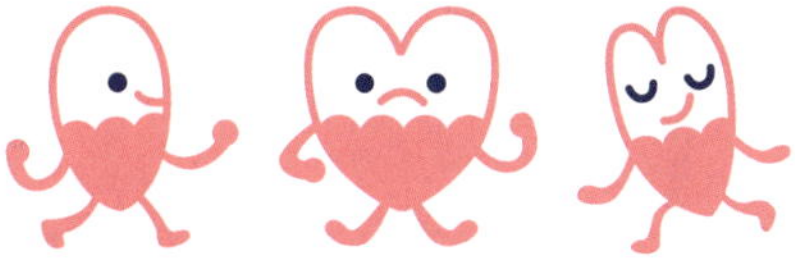

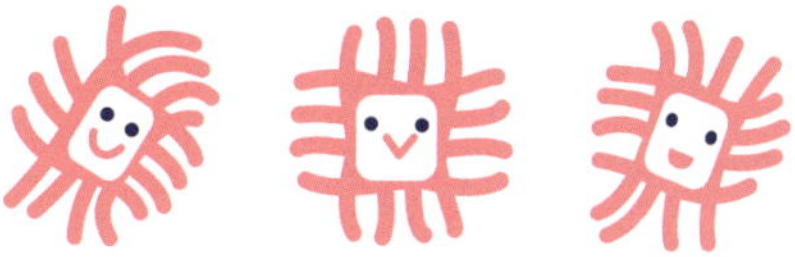

ビタミン

A　口や腸内の粘膜の守護神。細菌の感染からもカラダを守ってくれる。

C　コラーゲンの生成を促し肌などの若さを保つ。免疫力維持にも重要。

D　シイタケなどに多く、日光で活性化。丈夫な骨づくりに欠かせない。

E　抗酸化作用が強く、同様の作用を持つAやCと「ビタミンACE」トリオ。

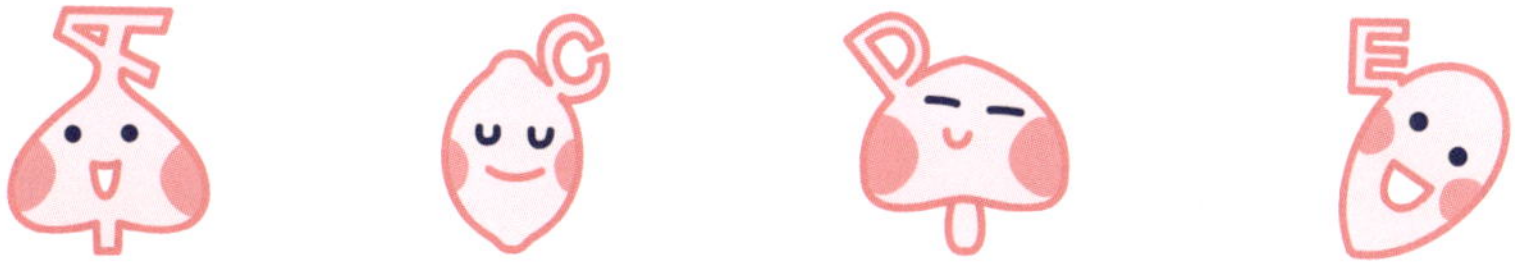

ミネラル

カリウム
余分なナトリウム（塩分）の排出を促し、血圧を安定させてくれる。

カルシウム
神経や筋肉のはたらきに欠かせない体内ネットワークのかなめ。

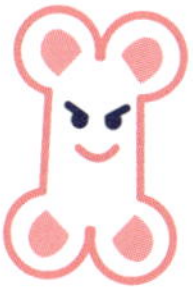

マグネシウム
きわめて多くの酵素をはたらかせるミネラルで、糖の代謝にも不可欠。

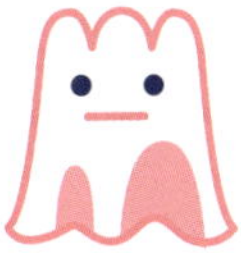

亜鉛
タンパク質やホルモンの合成に必須で、インスリンの材料にもなる。

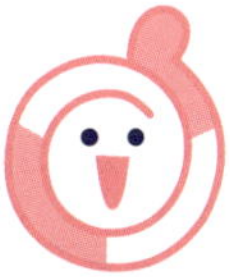

鉄
赤血球による酸素の運搬や、肝臓での有害物質の解毒にも。

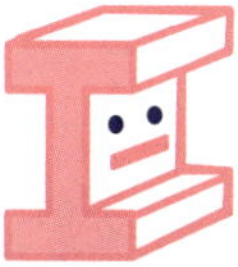

クロム
糖の代謝にかかわり、インスリンのはたらきを助けて血糖値をおさえる。

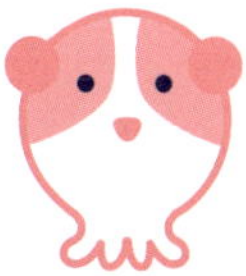

しくみ　栄養素がバランスよくはたらき血糖値を下げる

MECHANISM

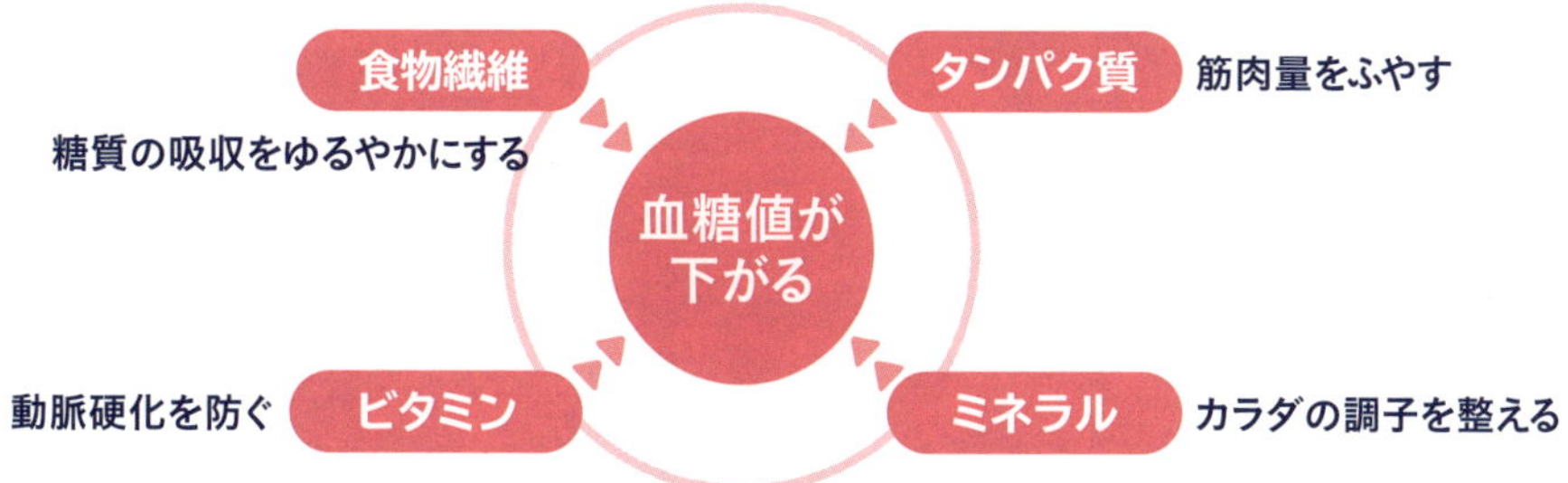

偏食では血糖値は下がらない！ 肉や魚、野菜は血糖値を下げる味方！

「肉食か菜食か」という二択ではなく バランスのとれた栄養摂取を

高血糖を放置していると動脈硬化が進行し、脳卒中や心筋梗塞のリスクが高まります。脳卒中と聞いてみなさんが主にイメージするのは、脳の血管が詰まる脳梗塞でしょう。

しかし、**50年以上前にさかのぼると、日本人に多い脳卒中は、脳の血管が破れて起こる脳出血でした。**今の日本人に比べて、血管がもろかったのです。

主な理由は、動物性タンパク質、つまり肉や魚の摂取が非常に少なかったことだと考えられています。今でこそ動物性脂肪のとりすぎによる生活習慣病がふえていますが、本来、肉や魚の摂取は丈夫なカラダづくりに有用なのです。

動物性タンパク質の摂取がふえた反面、現代の日本で野菜の摂取がへっていることは大きな問題です。

食事と生活習慣病の関係を語るとき、よく引用されるのが１９７７年にアメリカで発表された「マクガバン報告」です。

この報告は、**当時のアメリカ人がとっていた肉食中心で高脂肪・高タンパクの食事が、心臓病やがんの大きな原因だと指摘**したもの。一方、当時のアメリカ人に不足していたのは、食物繊維やビタミンが豊富な野菜の摂取でした。

アメリカでは１９８０年代以降、野菜の摂取が強く推奨されるようになりました。そして**今では、野菜の平均摂取量が日本人を上回るようになり、生活習慣病の減少に大きく役立っている**のです。

体内環境のバランスを整えるには「肉食か菜食か」ではなく、バランスのとれた栄養摂取が大事だということです。

解決 リセット法

タンパク質と食物繊維で血糖値をおさえる

タンパク質

肉

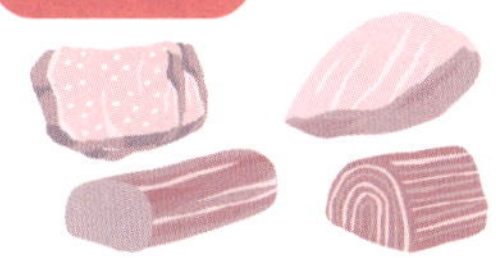

豚肉には糖の代謝を促すビタミンB群が豊富。牛肉は鉄分が豊富で貧血解消に有用。低脂肪なのは鶏肉。特徴を知って食べ分けるとよい。

魚介類

ヘルシーなタンパク源として見なおしたいのが魚介類。青魚からは血液サラサラ成分のDHAやEPAもとれる。貝類はミネラルが豊富。

大豆

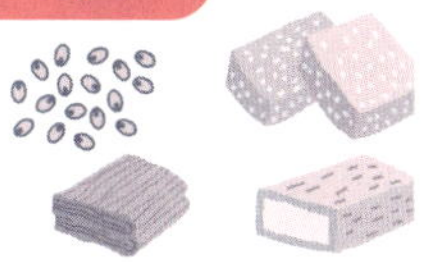

脂肪を気にせずに利用できる植物性タンパク源の代表。大豆に含まれるイソフラボンは体内で女性ホルモンに似たはたらきをする。

食物繊維

野菜

いろどり豊かな野菜には、カラダのサビつき（酸化）を防ぐビタミンやフィトケミカルが豊富。組み合わせてバランスよく摂取したい。

きのこ

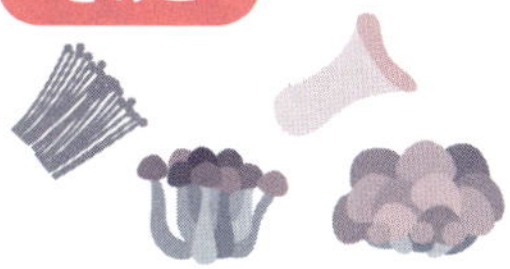

きのこに多く含まれるβ-グルカンには、腸内での糖の吸収をおさえて血糖値を下げるほか、免疫力をアップさせるはたらきもある。

海藻

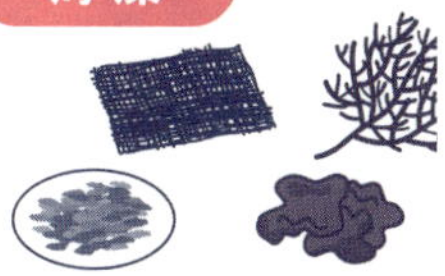

海藻は伝統的な和食の食材で、日本人の腸内フローラにマッチした繊維食品。ミネラルが豊富で、昆布などには内臓脂肪をへらす作用も。

※かぼちゃなど糖質高めの野菜は食べすぎないように注意。

しくみ

内臓を丈夫にして調子を整える

MECHANISM

肉や魚のタンパク質

- 筋肉や内臓の材料になる
- インスリンなどホルモンの材料になる
- 脂肪を消費しやすくする

▶ 内臓が丈夫になる

野菜などの食物繊維

- 満腹感が得られて過食しない
- 腸内フローラのエサになる
- 腸内の有害物質を排出する

▶ 内臓のはたらきがよくなる

▶ 血糖値が下がる

卵、納豆、ヨーグルトはどうして血糖値を下げるの？

いずれも良質のタンパク源で腸内環境を整え、血液をサラサラにする

板倉式「食事リセット」のポイントは、栄養バランスの改善にあります。マクガバン報告（P84）後のアメリカ人が肉をへらして野菜をふやしたように、あるいはその前にとり上げたDASH食（P82）のように、**「食事の内容をかたよらせず、カラダによい食べ物をふやす」**という考え方です。

みなさんも、ふだん自分が食べている食事を見なおして、栄養バランスのかたよりをリセットしてください。ゆる糖質オフとの相乗効果で、血糖値が安定していくはずです。

栄養バランスの重要性がわかったところで、具体的なおすすめ食品をとり上げましょう。**卵、納豆、ヨーグルトの3つは、タンパク質の摂取が足りない人、または肉食にかたよっている人の代替食として、特におすすめ**です。

卵は、カラダに必要なアミノ酸（タンパク質の成分）がバランスよく含まれた良質のタンパク源。以前は「コレステロール値を上げるので食べすぎないほうがよい」ともいわれていましたが、最近その説がはっきりと否定され、むしろおすすめの食材になりました。

次の納豆は、ご存じ大豆発酵食品。良質の植物性タンパク質とともに、血液サラサラ成分を含んでいます。生卵とも味の相性がよいので、合わせて朝食などにとり入れると、血糖値のコントロールに大いに役立ちます。

さらに、ヨーグルトも納豆と同様に、タンパク源にして発酵食品。腸内環境を整えるうえに、血圧やコレステロール値を整えて血管を守ってくれるので、高血糖の改善に有用です。

解決 リセット法

良質なタンパク質で血管の若さを保つ

タンパク質の摂取が肉にかたよると、高脂肪になりがちなのが心配。そこで活用したいのが、卵と2種類の発酵食品。いずれもきわめて良質のタンパク源で、毎日でも食べたい最高の組み合わせです。

しくみ

動脈硬化を防いで血糖値を下げる

MECHANISM

卵は血管をしなやかにする最良のタンパク源

約50種ある必須栄養素のうち、ビタミンCと食物繊維以外のほぼすべてを含む栄養満点の食品が卵。「アミノ酸スコア※100」と最良のタンパク源で、ビタミンなどの抗酸化作用で血管もしなやかに。

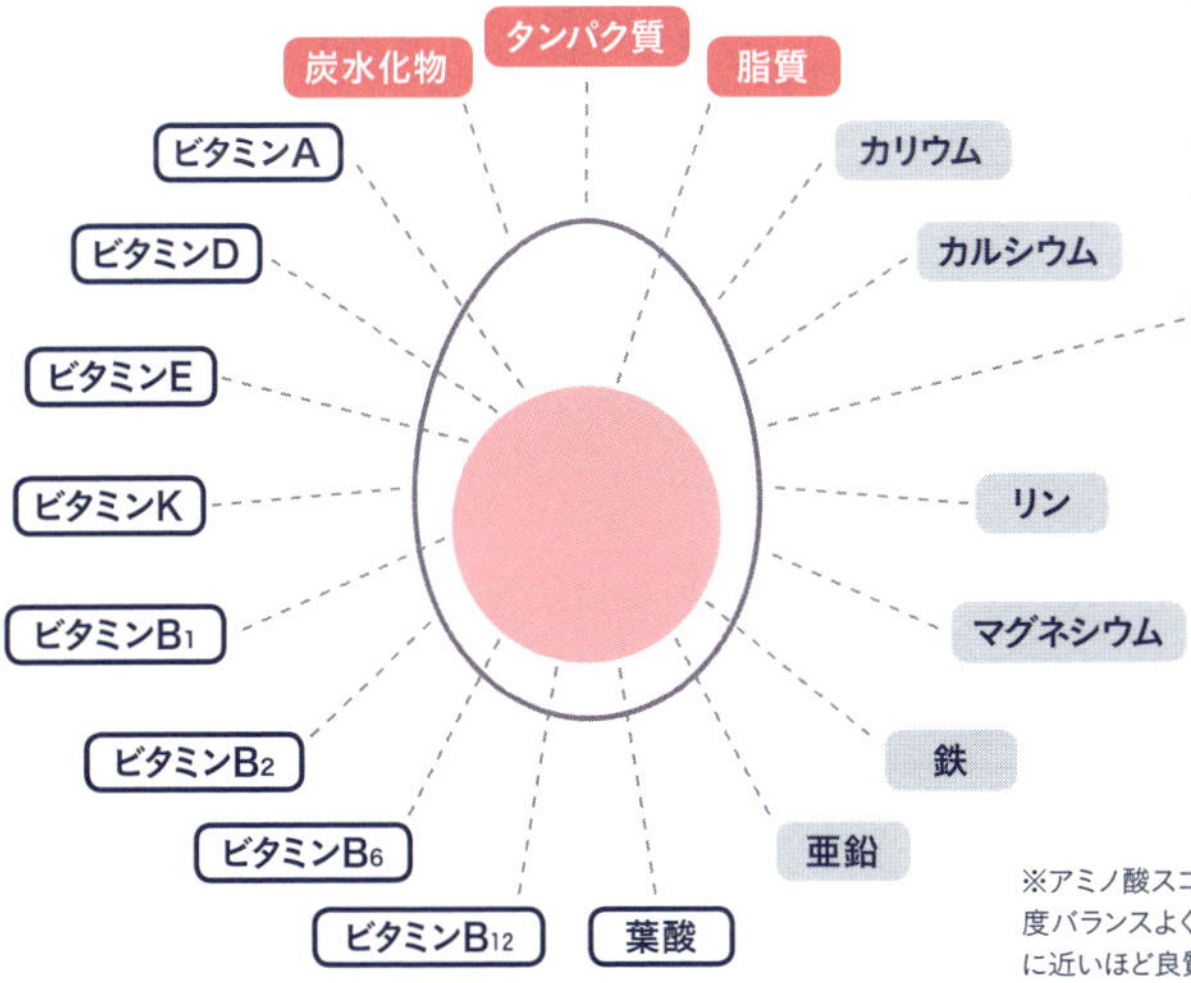

必須アミノ酸

- イソロイシン
- ロイシン
- リシン
- メチオニン
- フェニルアラニン
- トレオニン
- トリプトファン
- バリン
- ヒスチジン

※アミノ酸スコア＝食品に「必須アミノ酸」がどの程度バランスよく含まれているかを示す数値で、100に近いほど良質のタンパク源とされる。カラダに必要な20種のアミノ酸のうち、体内でつくれないため必ず食事からとりたい9種が、必須アミノ酸と呼ばれる。

参考：「日本食品標準成分表2015年版（七訂）」文部科学省

納豆は血液をサラサラに

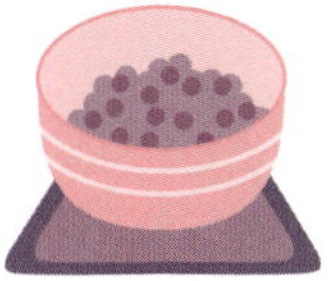

納豆菌を含むプロバイオティクス（善玉菌）が豊富な食品。ネバネバ成分ナットウキナーゼが血栓（血液凝固）を溶かす作用で血液をサラサラに。

ヨーグルトは血圧降下の効果も

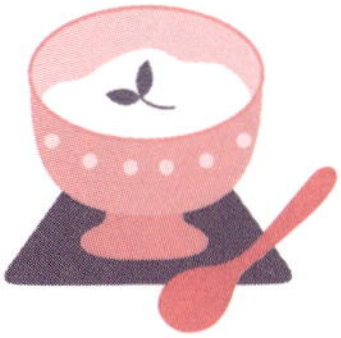

腸内フローラを改善する善玉菌が豊富なヨーグルト。活性化した善玉菌は血圧を上げるホルモンの作用をおさえて、下げてくれる効果も。

3つの食品で動脈硬化を防ぐ

↓

血糖値が下がる

カラダにいい油や血糖値を下げてくれるいい調味料を選ぶコツは？

血液をサラサラにする油や調味料で「魔のトライアングル」を回避

栄養バランスのリセットを考えるとき、使っている油や調味料のことは意外と見落としがち。ですが、これらも血糖値に影響を及ぼす要素の1つです。

例えば、地中海食の優れている点に、料理にオリーブ油をたっぷり使っていることが挙げられます。**脂質を、こってりした動物性脂肪からオリーブ油のような植物油に変えるだけで、生活習慣病の予防・改善に役立つ**のです。

肉やバターなどに多い動物性脂肪の成分は、飽和脂肪酸といって常温で固まる性質があり、血液ドロドロの元になります。一方、**植物油や魚油は常温で固まらない不飽和脂肪酸。血液をサラサラにしてくれるものが多い**のです。

ただし、植物油にもさまざまな種類があり、成分や性質が異なります。私たちが使っている食用油の多くは植物性ですが、よりカラダによい左のような種類がおすすめです。

なお、同じ植物由来の油でも、マーガリンや市販のスナック菓子などに含まれているトランス脂肪酸は、カラダへの悪影響がわかっているので、できるだけ避けてください。

調味料で気をつけたいのは、塩分や糖分が多く含まれているもの。例えば、カラダによかれとサラダを食べるにしても、甘い味のドレッシングをたっぷりかけていると、かなりの糖質摂取になる場合があります。同じサラダにあまに油などをかけて食べると、血糖値の上昇が防げます。

イチオシ調味料は、腸内環境を整えてくれる酢。薄味の料理が物足りない人は、だしやスパイスも活用しましょう。

解決 リセット法

血液サラサラ系のカラダにいい油を選ぶ

▶酸化や炎症を防ぐカラダにいい油6種

	有効な脂肪酸	特徴
オリーブ油	オレイン酸［オメガ9系・不飽和］	ビタミンEやポリフェノールも含有するので酸化や炎症の防止に。
米 油	オレイン酸［オメガ9系・不飽和］ リノール酸［オメガ6系・不飽和］	米ぬか、胚芽が原料。強力な抗酸化成分γ-オリザノールを含有する。
ごま油	オレイン酸［オメガ9系・不飽和］ リノール酸［オメガ6系・不飽和］	強い抗酸化成分セサミンを含有。焙煎か未焙煎かは料理で使い分けを。
あまに油	α-リノレン酸［オメガ3系・不飽和］	血栓を予防する。生食向きで、新鮮なうちにドレッシングなどで利用。
えごま油	α-リノレン酸［オメガ3系・不飽和］	しなやかな血管を保ち、血流を改善。一部は体内でDHAやEPAに。
ココナッツオイル	中鎖脂肪酸［飽和］	効率よく脳やカラダのエネルギーになり、代謝を促して老化を予防。

▶意外と糖質が多い調味料

- 中濃ソース
- ウスターソース
- お好み焼きソース
- 照りしょうゆ
- 甘酢
- ごま酢
- ごまだれ
- すし酢（ちらし・いなり用）
- テンメンジャン
- 焼き肉のたれ

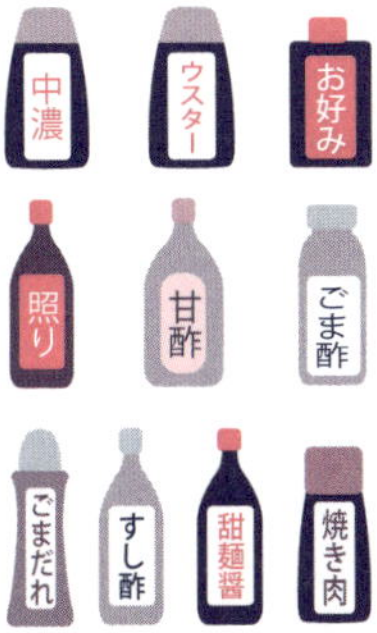

- トマトケチャップ
- 甘みそ
- 麦みそ
- 即席みそ（粉末）
- 酢みそ
- 練りみそ
- 本みりん
- みりん風調味料
- カレールウ
- ハヤシルウ

しくみ 糖化・酸化・炎症を防いで血糖値を下げる

MECHANISM

カラダにいい油を使う

▼

酸化・炎症を防ぐ

▼

甘い調味料を控える

▼

糖化を防ぐ

▼

魔のトライアングル（P10）を回避

おやつは食べてもホントに大丈夫？ お酒は飲んでもいいの？

中には血糖値の安定に役立つお菓子や嗜好飲料もある

結論から言えば、おやつを食べたり、お酒を楽しんだりしてもかまいません。ただし、言うまでもなくいずれも適量を守り、度を越さないことが前提です。

板倉式では、1日5食の「ちょこちょこ食べ」もおすすめしています。朝・昼・晩の主食の量をへらし、間食として軽いおやつをとり入れると、血糖値の安定に役立つことも少なくありません。また、アルコールも、ストレスの解消に役立てるなど、メリットを生かせばよいでしょう。

ただし、**おやつや嗜好《しこう》品には、血糖値を一気にぐんと上げないもの、できればカラダに有用な成分を含んでいるもの**を、うまく選んでいただきたいと思います。

当然ですが、砂糖をたっぷり使ったお菓子や市販の甘い缶コーヒーなどは、極力避けるべきです。また、甘い野菜ジュースにもかなり砂糖が含まれているので要注意。

例えばポテトチップスなどの油で揚げたスナック類も、体内の炎症の元になるAGE（P24）をきわめて多く含んでいますから、できるだけ避けたいお菓子です。

おやつに適しているものは、左に挙げたような糖分、塩分が少なめのお菓子や、適量のフルーツなど。**おすすめは、高カカオのチョコレートやブラックコーヒー、お茶**などです。これらは**フィトケミカルの一種であるポリフェノールを含んでいるので、血糖値の安定にむしろ役立ちます**。

夕食のおともにするお酒も、ポリフェノールを含むワインや、糖質の少ないウイスキー、または焼酎にするとベターです。

解決 リセット法

糖質少なめのお菓子や飲み物を選ぶコツ

避けたいお菓子

- ポテトチップス
- 甘いパイ
- ようかん
- クッキー
- アイスクリーム　など

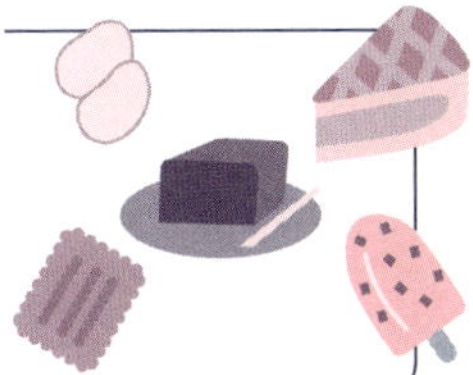

避けたい飲み物

- 炭酸飲料
- アイスティー（加糖）
- ココア
- 濃縮還元ジュース
- ヨーグルトドリンク　など

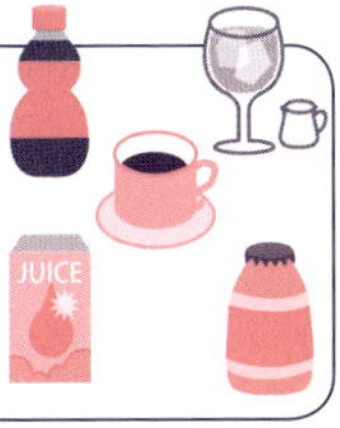

おすすめのお菓子

- ナッツ（無塩タイプ）
- 皮付きピーナッツ（無塩タイプ）
- プレーンヨーグルト（ハチミツを少量かけても○）
- 高カカオチョコレート（カカオ分70%以上）
- 甘味料にキシリトールを使ったガム

「たまのごほうび」であれば…

- フレッシュフルーツタルト
- ビターチョコを使ったチョコレートケーキ
- チーズケーキ　など

おすすめの飲み物

- ブラックコーヒー
- シナモンコーヒー（無糖）
- お茶
  - せん茶
  - 抹茶
  - ルイボスティー
  - 桑の葉茶
  - バナバ茶
  - グァバ茶
  - ギムネマ茶
  - ヤーコン茶
- 豆乳
- フレッシュ野菜ジュース　など

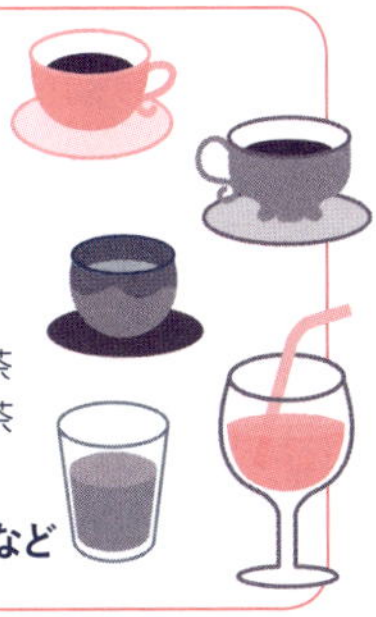

適量なら食べてもよい果物

- キウイフルーツ
- イチゴ
- ブルーベリー
- りんご
- みかん
- なし　など

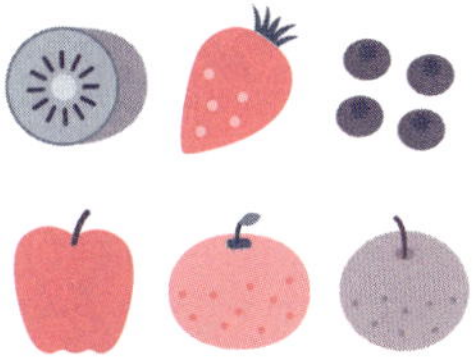

適量なら飲んでもよいお酒

- 赤ワイン
- 白ワイン
- ウイスキー
- 焼酎
- 麦芽100%ビール
  など

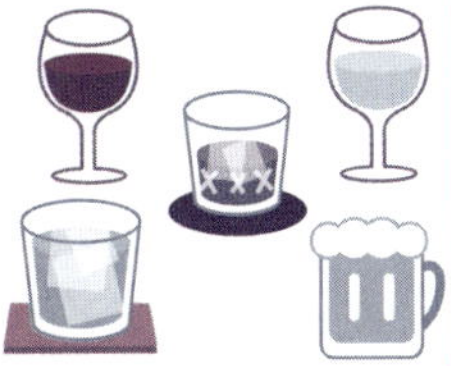

しくみ

糖化を避けつつ抗酸化作用で血管を守る

MECHANISM

甘い飲み物・お菓子

▼

糖化から魔のトライアングルへ

▼

血管がダメージを受ける

▼

血糖値が上がる

おすすめのお菓子

▼

糖化、酸化、炎症を生じにくい

▼

血管が守られる

▼

血糖値が下がる

温かいごはんと冷たいごはん、血糖値を一気に上げないのはどっち？

冷やごはんには食物繊維のようにはたらくスーパー炭水化物が含まれている

米や麦に含まれる糖質の吸収の速さ（GI値）が、精白されているかいないかでかなり変わることは前述したとおりです（P74）。精白度の低い玄米や5分づき米などは、白米に比べてGI値が低く、食後の血糖値を上げにくい特徴があります。

ここでは、同じ白米でも、食べるときの温度で血糖コントロールになるという話題を紹介しましょう。「冷や飯食い」などというよからぬ例えもありますが、実は、**冷めたごはんは温かいごはんよりも食後の血糖値を上げにくい**のです。

まず、冷めたごはんはかたくなり、自然とよくかむことになるので、満腹中枢が早く刺激されて食べすぎをしにくくなります。食べたあとも、消化により多くのエネルギーが消費されるので、太りにくくて一石二鳥です。

それに加え、冷めたごはんのでんぷん（炭水化物）は、ある成分に変化しているのです。

それは、**近年注目されている「レジスタントスターチ」**。**消化されないでんぷんという意味で、糖質なのに小腸で消化・吸収されず、大腸に届いて腸内細菌のエサになります。**つまり、食物繊維と同様のはたらきをするわけです。

温かいごはんが冷めると、でんぷんの約20%がレジスタントスターチに変化します。目安として、人の体温より冷たければレジスタントスターチができています。

お昼など1日1回程度、冷やごはんを食べると、高血糖の防止に役立ちます。例えば、おにぎりは手ごろなレジスタントスターチ食で、個数で食べる分量もわかるのでおすすめです。

解決 リセット法

冷たいごはんをおいしく食べるコツ

▶ 手軽にとるなら

冷めたおにぎりやお弁当は、ぜひ温めずに食べましょう。おすしもレジスタントスターチ食ですが、糖分・塩分が多いので数は少なめに。

・おにぎりを食べる

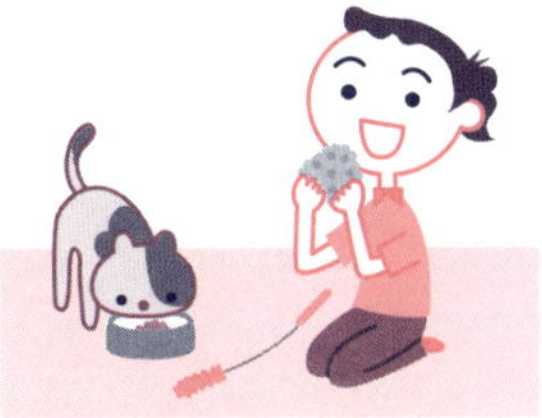

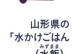

・お弁当を温めずに

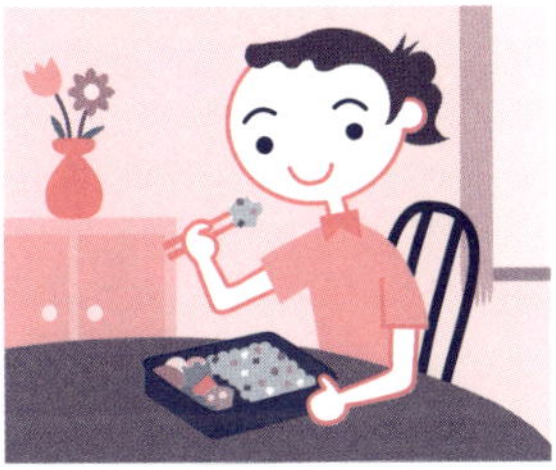

・おすしも冷やごはん

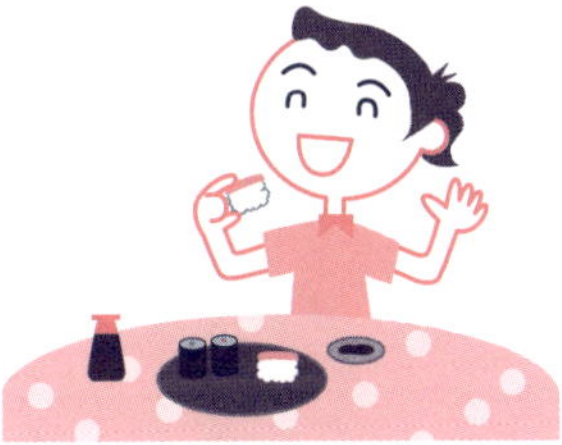

▶ ひと工夫でおいしく

冷たいお茶やだしをかける冷やし茶漬けもおすすめの食べ方。塩分を避け、お茶の渋みやだしのうまみとごはんのハーモニーを楽しんで。

冷やし茶漬け

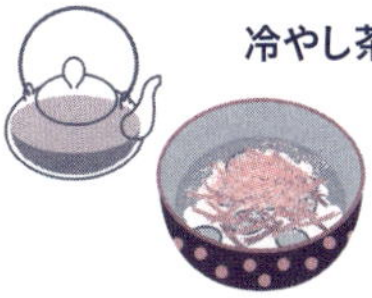

冷やし
だし茶漬け

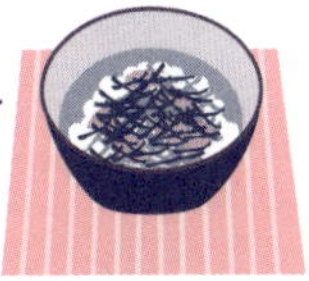

冷たいごはんを楽しむ郷土食もおすすめ

宮崎県の「冷や汁」

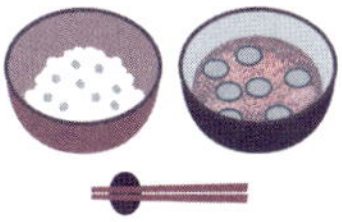

山形県の「水かけごはん（水飯《みずまま》）」

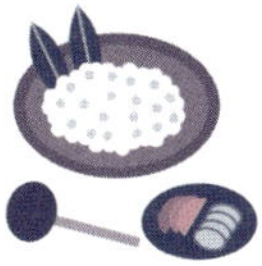

冷や汁（宮崎県）や水かけごはん（山形県）も、冷たいだしや水をごはんにかけたもので、昔から夏の風物詩として親しまれてきた食べ方。

冷凍保存したごはんは？

小分けにして冷凍保存したごはんは、電子レンジで解凍後、また冷ましてから食べるとよい。アツアツを避けるひと手間を。

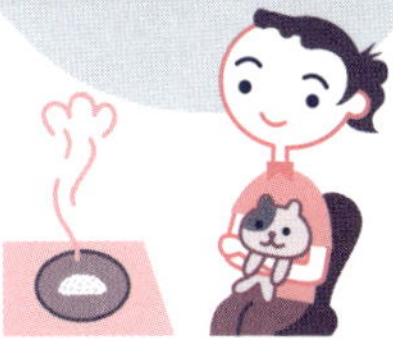

しくみ 食後の血糖値の上昇がゆるやかになる

MECHANISM

温かいごはん	冷たいごはん
▼	▼
消化・吸収されやすい	消化・吸収されにくい
▼	▼
食後の血糖値が急に上がる	食後の血糖値の上昇がゆるやかになる
▼	▼
高血糖になりやすい	高血糖になりにくい

よく紹介されるけどしくみがわからない 健康成分のほんとうのトコロ

欠乏しがちな栄養素を補って体内ネットワークをメンテナンスする

栄養バランスの重要性については、これまでに述べてきたので、ここでは、カラダのネットワークから見た栄養充足の必要性も強調しておきましょう。

全身をバランスよく機能させるために、体内では多彩なシグナル物質（ホルモンなど）や触媒（酵素）がはたらいています。その**ホルモンの材料は、アミノ酸やコレステロールなど。また、酵素もアミノ酸の集まりで、かつ、特定のミネラルが結合しないと機能しないもの**が少なくありません。

では、そこに必要なアミノ酸やミネラルが欠けていたら、どういうことが起こるでしょうか？

ホルモンや酵素がスムーズにはたらかなくなり、体内のシステムが目詰まりしたり、リンクが切れてしまったりするのです。それも一種の栄養素の「欠乏」状態です。

テレビや雑誌などでも、**さまざまな健康成分が話題になりますが、それらは、欠乏しがちな栄養素を補ったり、腸や口の中で共生している細菌バランスを整えたりして、体内ネットワークを良好に保つもの**だと考えられます。

例えば、ＧＡＢＡやＢＣＡＡ、タウリン、シトルリンなどはいずれも特定の機能を持つアミノ酸。イヌリンやムチン、ラクトフェリン、キシリトールなどは、主に共生細菌のバランスを整える健康成分です。

こうした健康成分を活用する際は、まず食品からとることを意識してください。食事で十分とることが難しい場合には、サプリメントを活用するとよいでしょう。

解決 リセット法

これかな?と思ったら1つずつ試してみる

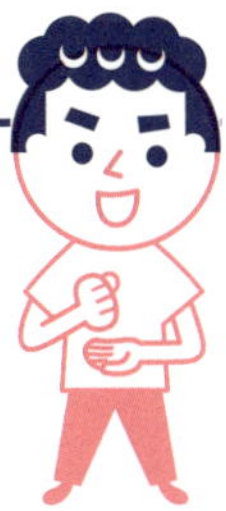

▶よく話題に上る健康成分9

メディアなどで健康成分が紹介されることは多く、その種類もたくさんあります。ここでは補足を兼ねて、9つの成分をピックアップしておきます。期待される効果を左に、主な含有食品と作用を右に記しておきますので、「自分に必要なのはこれかな?」と思うものがあれば、まずは1つずつ試してみるとよいでしょう。

しくみ MECHANISM

		主な含有食品	作用・効果
□ 高血糖と肥満を予防・改善	オリゴ糖	きなこ、はちみつ	善玉菌のエサになる
□ 血糖値の上昇を抑制	イヌリン	ごぼう、きくいも	腸内の余分な糖を排出する
□ 食後の血糖値の急上昇を抑制	ムチン	オクラ、さといも	腸内で糖質の吸収をおさえる
□ ストレスを軽減	GABA	トマト、干したくあん	副交感神経を優位にする
□ エネルギーを産生	BCAA	卵、魚、牛肉、鶏肉、大豆	脂肪の代謝を助ける
□ 免疫力をアップ	ラクトフェリン	牛乳、ナチュラルチーズ	抗菌作用で粘膜を保護する
□ 血糖値の上昇を抑制	タウリン	かき、たこ、いか、ほたて	インスリンの分泌を促進する
□ 血流を改善	シトルリン	すいか、きゅうり	血管を広がりやすくする
□ 歯周病・虫歯を予防	キシリトール	カリフラワー、いちご	だ液の分泌をよくする

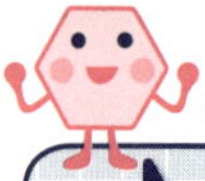

今すぐにおやつを変えよう！

ナッツは糖尿病対策の強い味方！心臓病リスクの予防にも！

- 糖尿病でも、ナッツを週に5皿*食べている人はほとんど食べていない人より心臓病による死亡リスクが34%低い！
- 糖尿病と診断されてからナッツを食べるように食習慣を変えた人は心臓病による死亡リスクが25%へる！
- ナッツを週に5皿食べている女性はほとんど食べない女性に比べ糖尿病になるリスクが27%低い！

甘いお菓子のかわりにナッツを食べよう！

ハーバード大学大学院の糖尿病についての研究結果。栄養にはバランスが大切ですが、クルミ、アーモンドなど種実《しゅじつ》を食生活に取り入れるとメリットが！　他の研究ではピーナッツバター*を週に少なくとも5回とる人は（めったに、またはまったく）とらない人に比べて発症リスクが21％低かったとの報告も。適量をとることによって、糖尿病の深刻化ブレーキや発症予防に示された効果は試してみる価値があるでしょう。

＊1皿は約28g。ピーナッツバターは、砂糖無添加のピーナッツペースト。
＊ナッツにアレルギーのある方は摂取を控えてください。

5分でできる
運動リセット

EXERCISE RESET

「ながら」でも改善する カラダ活性のコツ

面倒じゃない

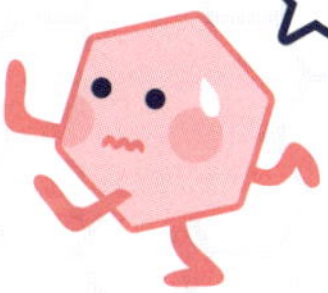

運動は糖質の消費に欠かせません。でも、交通手段が発達した社会におとずれたこの新型コロナの時代に、運動不足は深刻さを増していきます。コツをのみこんで、日常的にカラダを活性化させましょう。

▶ 解決リセット法×しくみ新図解

- □ 立っているだけで内臓脂肪は燃やせる
- □ 人生が変わる毎日１分の運動やる気スイッチ
- □ コリと痛みも解消する高血糖リセット体操
- □ やる気アップする手足だけ「ながら運動」
- □ 生命エネルギーが流れるツボの押しもみ
- □ 筋肉量がふえるかべ腕立て・もも上げ運動
- □ しあわせホルモン刺激「お天気ウォーキング」

立っている時間をふやすだけでもエネルギー消費はグンとアップする

内臓脂肪が使われておなかが凹むと血糖値を下げる善玉ホルモンもはたらき始める

血糖値を下げるには、糖質の摂取をへらすとともに、カラダを動かしてエネルギー消費をふやすことも大事です。

とはいえ、あまりカラダを動かす習慣のない人が「運動、運動」と考えると、それ自体がストレスになるかもしれません。そこで、まず運動のイメージをリセットしましょう。

運動という言葉を使わずに、「血糖コントロールによいカラダの使い方」と言い換えてみたらどうでしょう。

例えば、日ごろ座っていることが多い人は、まず立つ時間をふやすだけでもエネルギー消費量が増加します。

日常的な活動の運動強度（エネルギー消費量）を表す基準に「メッツ（METs）」があります。これは、横になったり座ったりしている安静時のエネルギー消費量を1として、ある活動がその何倍のエネルギーを消費するか示すもの。

テレビを見るなどして座っているときのメッツが1なのに対して、立って料理をしたり、洗濯したりすると2メッツ。つまりエネルギー消費は倍になります。掃除機をかけたり洗車したりするだけでも3メッツ以上。

立っている時間を毎日2時間ふやすだけで、インスリンのはたらきは3割ほどアップするとされています。

ゆる糖質オフで余分な糖の摂取をおさえたら、無理をしない「ずぼら運動」でエネルギー消費をふやしましょう。**中性脂肪がエネルギーに使われておなかが凹みだすと、内臓脂肪からの悪玉ホルモンの分泌がへって、善玉ホルモンがはたらき始め、さらに血糖値を下げてくれる**ようになります。

解決 リセット法

立っている時間だけで脂肪は燃やせる

家でもオフィスでも立つ機会を見つける

・テレビを立って見る

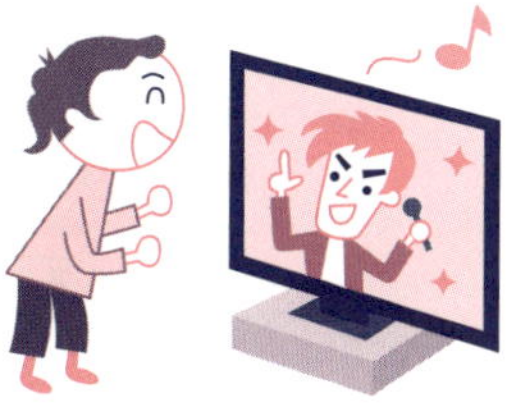

・スマホを立ったまま見る

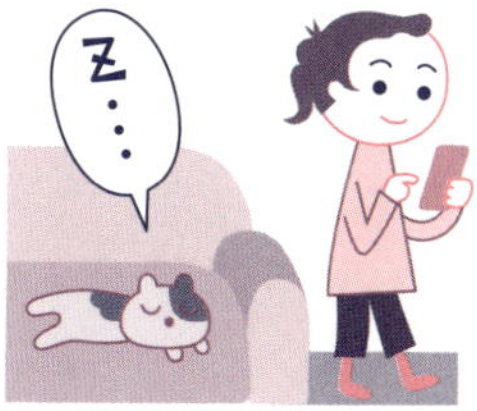

・立って本を読む

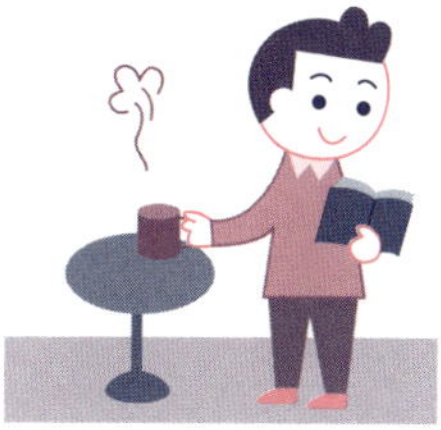

・パソコン操作を
座らずに行う

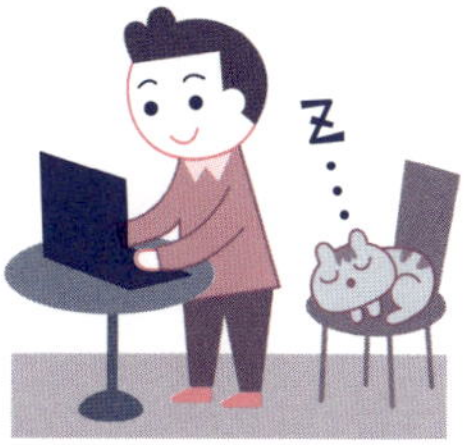

・こまめに
いすから立ち上がる

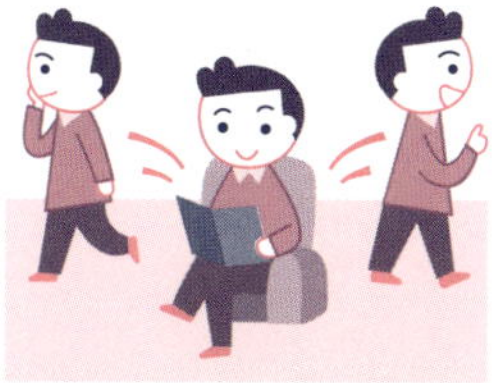

・立ったついでに、さらに
家の中を歩き回る

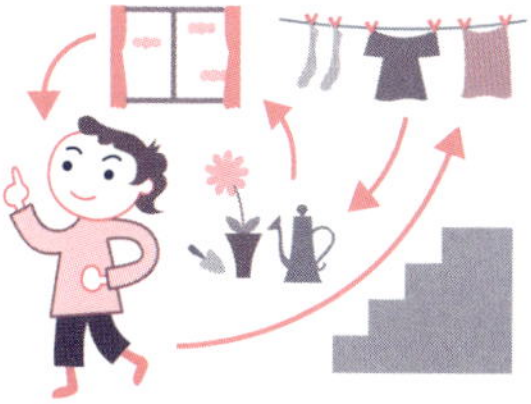

しくみ

食欲がおさえられインスリンのはたらきが改善

MECHANISM

立っていると足腰に全体重がかかるので、座りっぱなしよりも、多くのエネルギーを消費し筋力も鍛えられます。低めのいすからこまめに立ち上がると筋力がよりアップします。

運動不足

内臓脂肪がふえる

▼

悪玉ホルモンの分泌量がふえる

▼

食欲がおさまらない
インスリンのはたらきが悪くなる

▼

血糖値が上がる

立つだけ運動

内臓脂肪がへる

▼

善玉ホルモンの分泌量がふえる

レプチン ▼ 食欲がおさえられる ▼

アディポネクチン ▼ インスリンのはたらきがよくなる ▼

血糖値が下がる

運動

リセット

EXERCISE RESET

板倉式「やる気のスイッチ」は人生が変わる毎日1分の深呼吸

やる気が高まってカラダを動かす前向きモチベーションもぐんと高まる

背すじを伸ばして座り、深い呼吸を続けていると、雑念が払われて気持ちが落ち着くだけでなく、ストレスから解放されてカラダもリフレッシュします。

このメカニズムは、主に呼吸によるもの。**深呼吸をすると副交感神経のスイッチが入り、自律神経のバランスが整う**のです（P48）。毎日1分でも呼吸だけに集中する時間をつくると、血糖コントロールにも大いに役立ちます。

座禅や瞑想《めいそう》はなんとなく宗教色が強いからと敬遠している人には、多くの医師が科学的な瞑想法として研究している「マインドフルネス」の呼吸法をおすすめします。

マインドフルネスは、何も考えずに「今ここにあること」に意識を集中する呼吸法。正座しても、いすに座ってもかまいませんので、背すじを伸ばして行いましょう。座る場所がないときなどは、まっすぐ立って行ってもけっこうです。

目を閉じて静かに鼻で呼吸し、何も考えずに、ゆっくりと60秒数えてみてください。仕事や家事、食べ物のことなどが思い浮かんでも、「雑念が浮かんだな」と軽く受け流し、思い浮かんだことにはこだわらずに、そのまま数を数え続ければオーケーです。

この習慣をとり入れると、**脳が休まってやる気がアップし、カラダを動かすことにも抵抗がなくなります。**

ちなみに、いつも口呼吸をしていると口の中が乾燥し、免疫機能が低下してしまいます。マインドフルネスは、鼻呼吸を身につけるためにもおすすめの方法です。

解決 リセット法

背すじを伸ばしてゆっくり60秒数える

▶ やる気のスイッチを入れる60秒の数え方

1 床に座って座禅を組み背すじをまっすぐ伸ばす

2 目を閉じて静かに呼吸して頭の中で何も考えないようにしながらゆっくり60秒数える

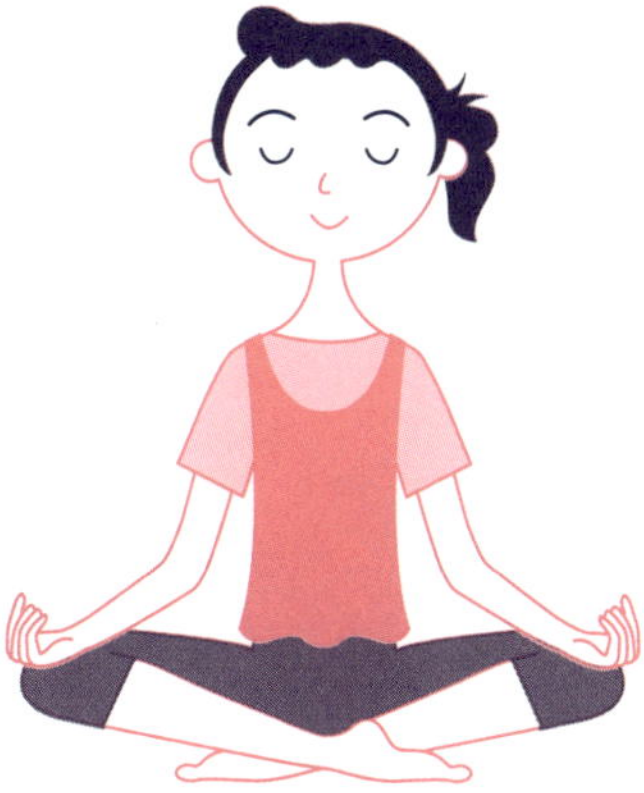

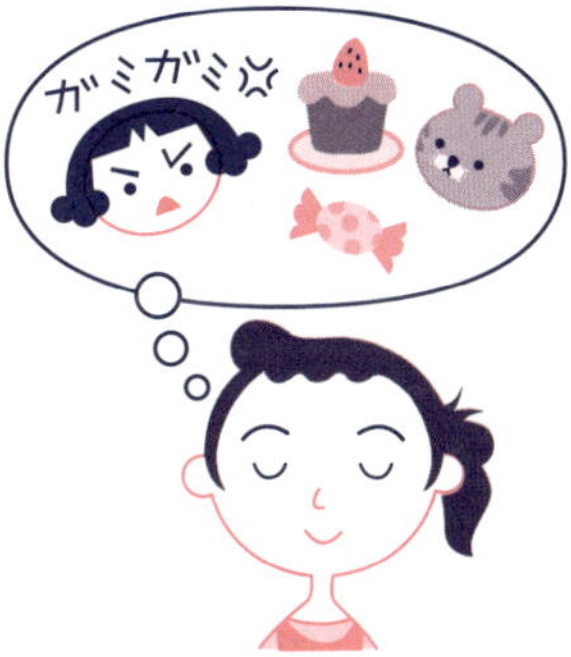

※このとき、食べ物のことやイヤなことを思い出しても、「雑念が浮かんできた」と受け流し、そのまま数え続ける。

※正座したり、いすに座ったり、まっすぐ立って行ったりしてもよい。いずれも背すじを伸ばして行う。

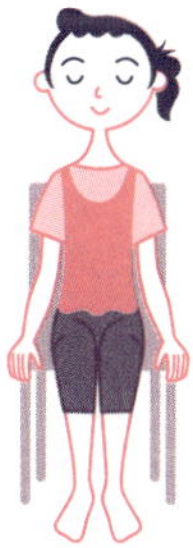

しくみ ストレスをへらしやる気をアップさせる

MECHANISM

マインドフルネスは、主に呼吸に集中して雑念にとらわれず、「ありのまま」を受け入れるためのある種の瞑想ですが、ストレスの軽減作用が医学研究でも明らかになっています。

背すじを伸ばしてゆっくり60秒数える

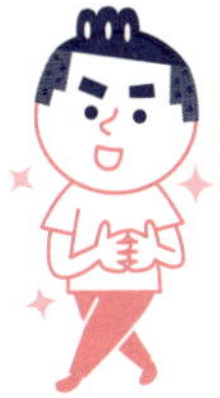

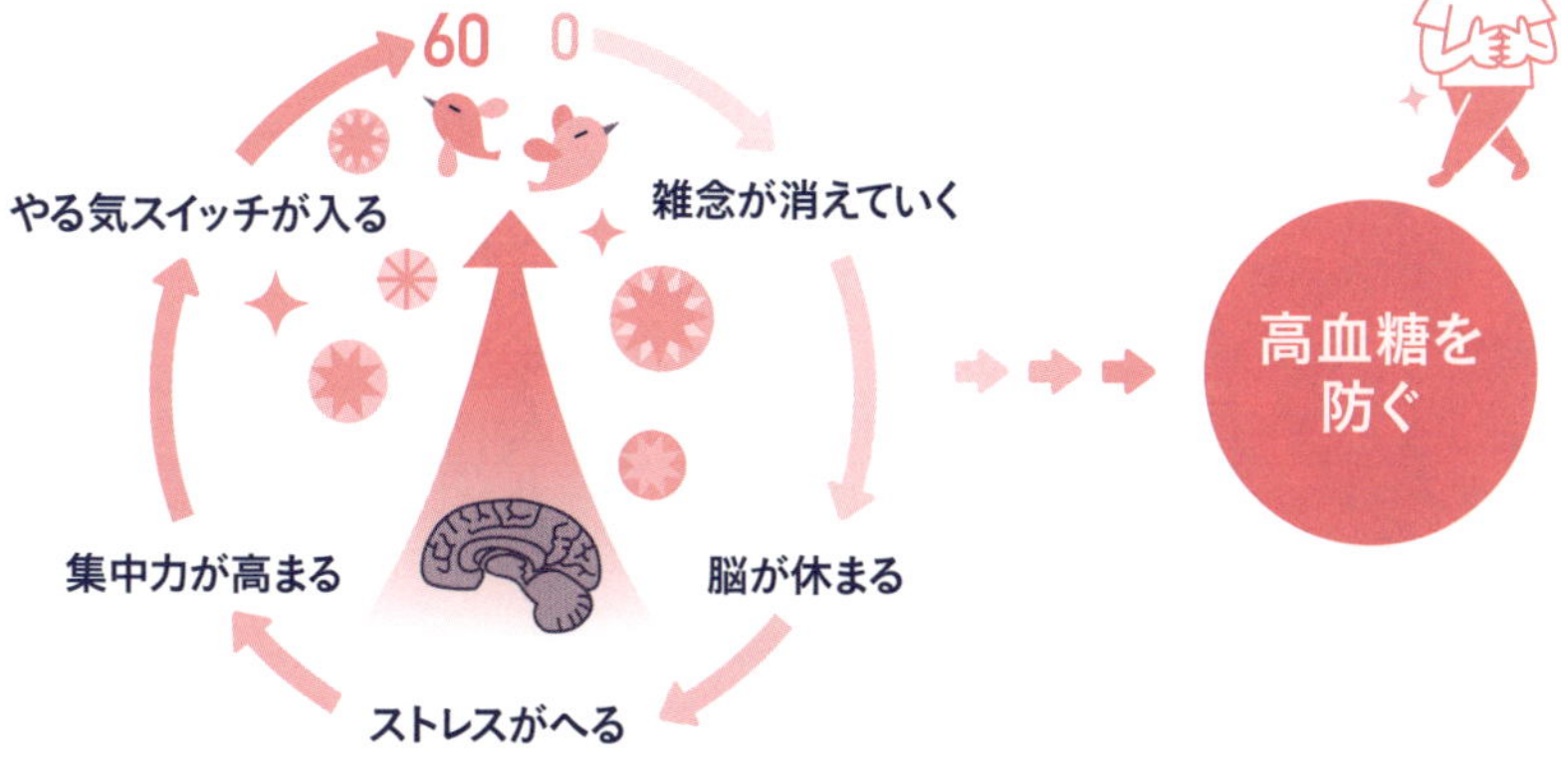

板倉式・高血糖リセット体操で こりと痛みも解消!

姿勢を正してカラダのひずみを解消し 血糖コントロールのスイッチON

腰や肩などのこりや痛みに悩まされている人は多いのではないでしょうか。

そのような人は、**こりや痛みをケアしながら、同時に血糖値も安定させる簡単な体操をとり入れる**とよいでしょう。ここで紹介するのは、体操といっても、疲れるような動きではなく、ただ姿勢を正すだけの簡単な動作です。

そもそも腰や肩の痛みは、姿勢の悪さが原因の1つになっていることが多いもの。座りっぱなしで背中を丸めたり、手作業に集中してあごが前に出たりしていると、姿勢のゆがみがこりや痛みを引き起こす原因になります。

特に最近は、パソコンやスマホを使っている時間が長い人に、「ストレートネック」が目立ちます。本来少しS字状に湾曲して頭の重みを受け止めている首の骨が、あごを突き出す姿勢によって不自然に伸びてしまった状態です。

慢性的なこりや痛みは、心身ともにストレスの元。それによってインスリンのはたらきまで低下すると、血糖値が上がる原因になります。

左に説明してある腰反らしとあご引き体操で、姿勢を正し、痛みをやわらげながら、高血糖を防いでください。**カラダのこりや痛みが解消すれば、精神的にもスッキリして、血糖コントロールのスイッチが入りやすくなります**。

このように、「何もしないよりは、やったほうがいい」ごく簡単なことを、できることから無理なくとり入れていくのが、板倉式「ずぼら運動療法」の極意なのです。

解決 リセット法

腰反らしとあご引き体操で痛みをやわらげる

腰痛

1、2を5～10回くり返す。いつ行ってもよいがムリはしない

▶腰反らし体操のやり方

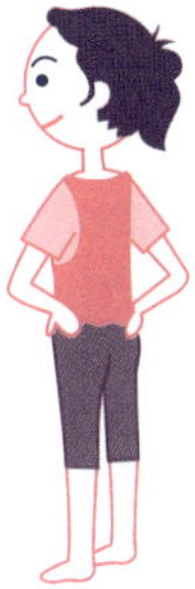

1
足を肩幅に開いて両手を腰に当てる

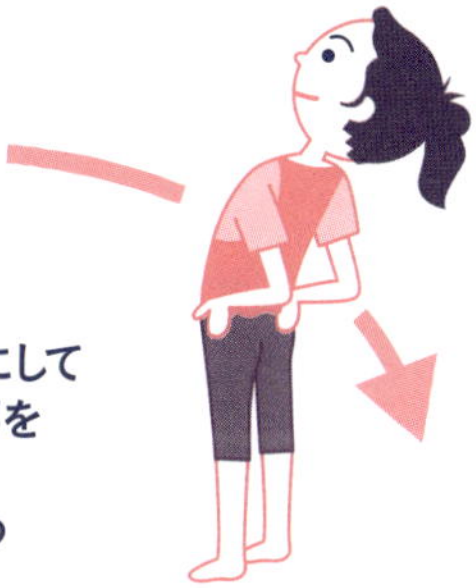

2
両手を支えにしてできるだけ腰を反らして2～3秒保つ

※このときひざを曲げない。

肩こり

1、2を5～10回くり返す。いつ行ってもよいがムリはしない

▶あご引き体操のやり方

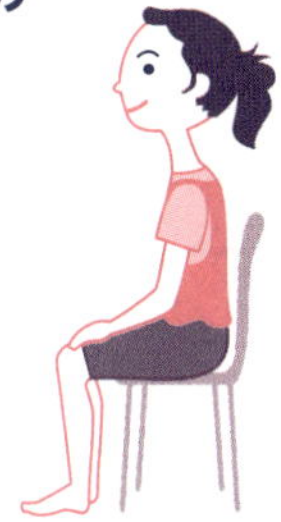

1
いすに座ってリラックスする

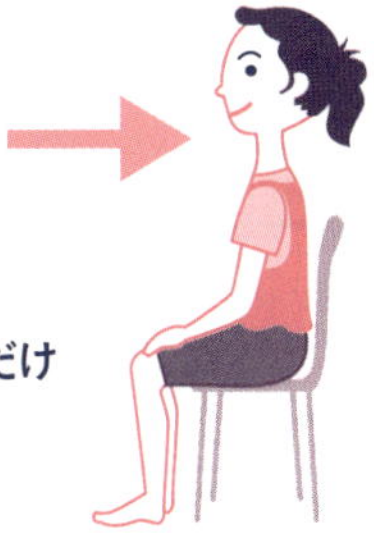

2
あごをできるだけ後ろに引いて2～3秒保つ

※このとき背すじを伸ばす。

しくみ 痛みがラクになってインスリンもよくはたらく

MECHANISM

慢性的な腰痛や肩こりはストレスになり、痛みを持続させるばかりか、そのストレスがインスリンのはたらきを妨げるようになります。腰痛と肩こりを改善するのは高血糖リセットにもよいのです。

いつも腰や肩が痛くてつらい → **腰や肩の痛みをケア**

いつも腰や肩が痛くてつらい	腰や肩の痛みをケア
▼腰痛と肩こりがストレスになる	▼体操で痛みがやわらぐ
▼インスリンのはたらきが悪くなる	▼インスリンのはたらきを悪くさせない
▼高血糖になる	▼高血糖を防ぐ

簡単だからやる気になる 板倉式・ながら運動で血流リセット

テレビを見ながら手足を動かし末しょうの血流を改善して血糖値を下げる

音楽を聞きながら勉強、テレビを見ながら仕事…。これらは普通、「ながら勉強」「ながら仕事」といって、否定的に語られることが多い習慣です。しかし、この「ながら」をポジティブに逆用するのが、板倉式「ながら運動」です。

座っているより立っているほうがエネルギー消費をふやせるのと同じで、**ただじっとしてテレビを見ているより、首や手首、足首などをぐるぐる回しながら過ごすほうが、エネルギー消費は増加**します。

テレビを見ながら、本や雑誌を読みながら、または調理中の鍋を見守りながら行える「ながら運動」を、ぜひ生活にとり入れて運動量をふやしてください。

「ながら運動」に向いていて、特に血流促進効果を実感できるのが、左に紹介した手指グーパーや足指グーパーです。**血液循環が悪くなりがちな末しょうの筋肉をしっかり動かすことで、毛細血管の血流が改善するうえ、インスリンがよくはたらくようになって高血糖の予防にもつながります。**

手首・足首回しや手指・足指グーパーは、両手・両足同時に行っても、右・左を交互に行ってもけっこうです。片方の手がふさがっているときや立っているときには、（転ばないように注意しながら）できるほうの手や足から行いましょう。

家にいる機会がふえているかもしれません。この運動に慣れてきたら、「かべ腕立て伏せ」（P108）なども、「ながら」ついでにとり入れていきましょう。無理せず行うことで運動が楽しくなってくれれば、しめたものです。

解決 リセット法

手首・足首回しと手指・足指グーパーで「ながら運動」

テレビを見ながらなど、好きなときに好きなだけ

足首回し

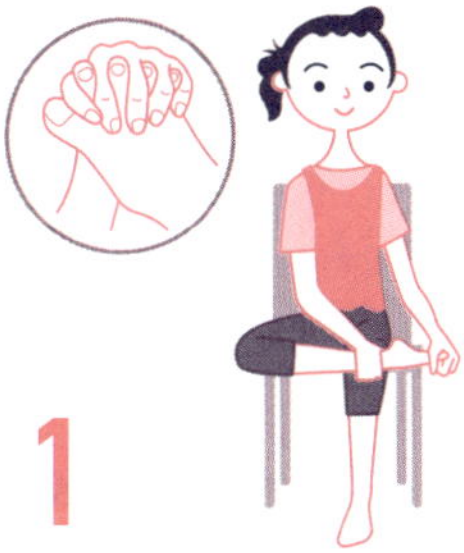

1 いすに座ったまま右足を左ひざにのせ、右足の指と左手の指をしっかり組む

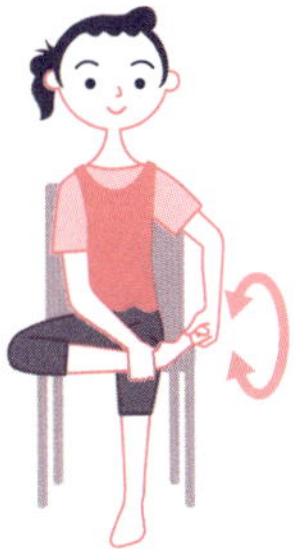

2 右手で右足首を支え、左手で右足首を5～10回ゆっくり大きく回したら、反対にも5～10回ゆっくり大きく回す

※もう一方の足も同じように行う。慣れてきたら手を使わずに。

足指グーパー

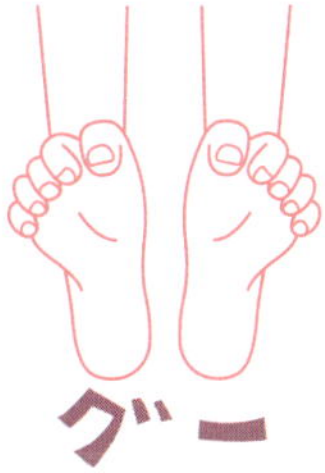

1 いすに座ったまま両足の指をギュッと曲げて「グー」をつくり、2秒キープ

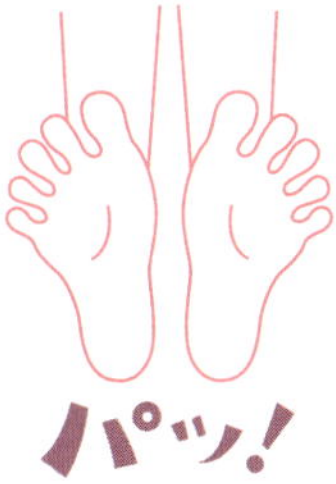

2 1の指を勢いよくパッと開き「パー」をつくって2秒キープ
1、2を5～10回くり返す

※このときすべての足の指の間を均等に開くのがベスト。

手首回し

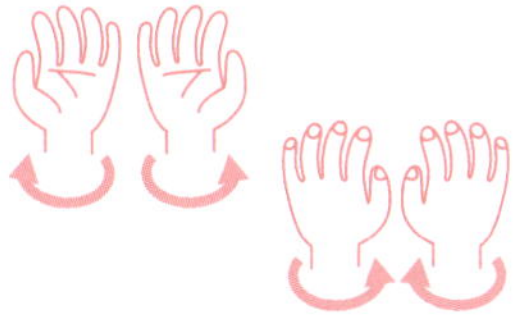

両手首を5～10回ゆっくり大きく回したら、手首を返して5～10回ゆっくり大きく回す

手指グーパー

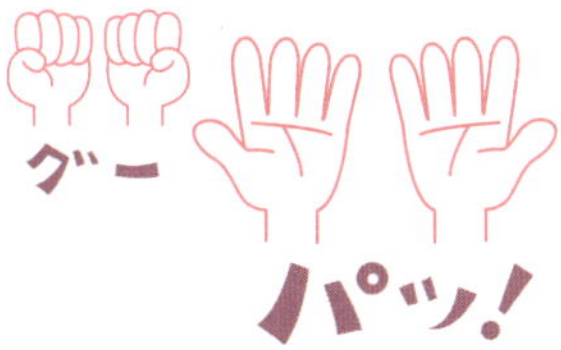

両手の指をギュッと握って「グー」をつくり2秒キープしたのち勢いよくパッと開き「パー」をつくって2秒キープ
これを5～10回くり返す

しくみ 末しょうの血液循環がよくなり合併症を予防

MECHANISM

「ながら運動」によって血流を改善すると、高血糖でドロドロになった血液の流れがよくなったり、末しょうにある毛細血管でもブドウ糖が詰まりにくくなってインスリンがよくはたらくようになる効果が期待できます。

高血糖 ▶ 手指や足指の毛細血管が詰まりやすくなる ▶ 「ながら運動」で血液循環がよくなる ▶ 末しょうの血液中でもインスリンがよくはたらく ▶ 高血糖による合併症を防ぐ

運動 リセット
EXERCISE RESET

気持ちいいから「気」のめぐりを実感！ 職場でもできるツボの押しもみ

全身のネットワークを循環しているエネルギーのめぐりをよくする

ツボ療法は、東洋医学の伝統的な治療法の1つ。西洋医学が主流の現在、やや軽く見られることもありますが、実際の効果は世界保健機関（WHO）も認め、推奨しています。

この治療法には鍼灸《しんきゅう》師、あん摩マッサージ指圧師という専門家がいますが、基本がわかれば、気軽にホームケアとしてとり入れることもできます。これも利用しない手はありません。

東洋医学では、カラダを、気《き》（生命エネルギー）、血《けつ》（血液）、水《すい》（血液以外の水分）の3つがバランスよく循環するネットワークとしてとらえています。そして、気・血・水の流れがとどこおったり、カラダの中での配分がかたよったりすると病気になると考えられているのです。

中でも重視されているのが気で、そのエネルギーが全身をめぐるルートを「経絡《けいらく》」といいます。経絡を流れる**気のめぐりがよければ、血や水の循環もよくなって、全身でのバランスが保たれる**というのが東洋医学の考え方です。

ツボ治療は、その経絡上のポイントを刺激して、気のめぐりをよくする方法。ツボは全身にたくさん分布していて、それぞれ刺激したときの効果が異なります。

ここでは、場所がわかりやすくて刺激しやすく、高血糖の改善にも役立つとして古くから知られているツボを4つ紹介しましょう。手首の中央にある陽池《ようち》、手の小指の先にある小《しょう》指先《しせん》、足の裏にある湧泉《ゆうせん》、内くるぶしにある太谿《たいけい》です。

手足のツボ刺激はどこでもできますから、思い立ったときに行って血糖コントロールに役立ててください。

解決 リセット法

板倉式・おすすめのツボをどれでも刺激してみよう

試しに押してみて心地よいと感じるツボから刺激しましょう。組み合わせても1つでもかまいません。

陽《よう》池《ち》の探し方と刺激法

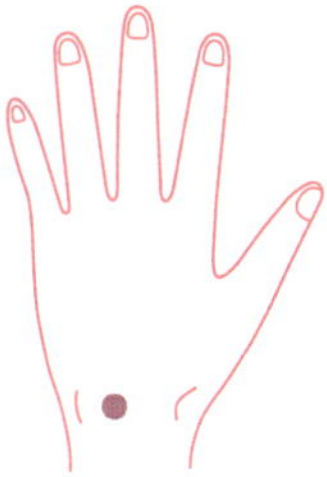

■探し方

左右の手首の手の甲側にあるツボ。手首の関節上にあるやや小指寄りのくぼみの中央にある。

■刺激法

反対の手の親指の先で1～2分間、気持ちいいと感じる強さで押し続ける。1日1～3回行うとよい。

小《しょう》指《し》先《せん》の探し方と刺激法

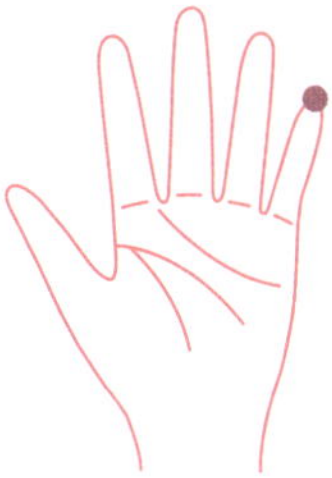

■探し方

左右の小指の先端にあるツボ。小指の指先中央でつめから2㎜ほど離れたところにある。

■刺激法

反対の手の親指のつめの先で1～2秒押しては離す刺激を8～10回、1日1～2回行うとよい。

湧《ゆう》泉《せん》の探し方と刺激法

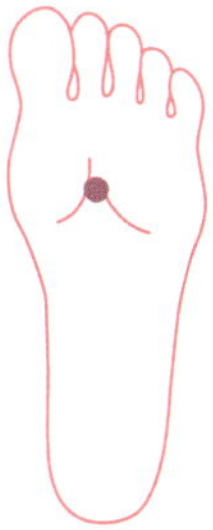

■探し方

左右の足の裏にある。親指側と小指側にあるふくらみが「人」の字の形に交わるところにある。

■刺激法

一方の足の湧泉に両手の親指を当て、3秒ほど押しては離す刺激を1～3分、1日1～2回行うとよい。

太《たい》谿《けい》の探し方と刺激法

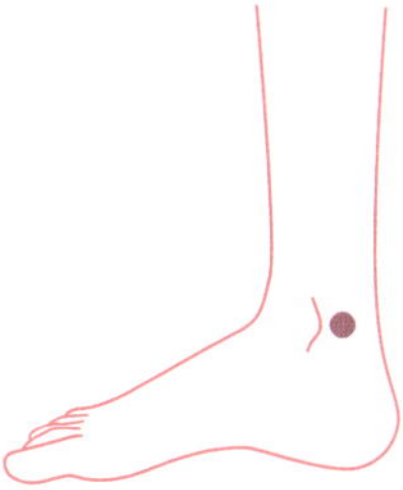

■探し方

左右の足の内くるぶし側にある。内くるぶしの頂点からアキレス腱側に向かったくぼみにある。

■刺激法

一方の足の太谿に両手の親指を当て、3～5秒押しては離す刺激を1～3分、1日1～2回行うとよい。

しくみ MECHANISM

生命エネルギー、血液、水分のめぐりがよくなる

WHOが認めた東洋医学のツボは361か所。経絡上のツボは「経穴《けいけつ》」とも呼ばれ、高速道路のサービスエリアのように分布します。ツボ刺激は気・血・水をめぐらせるので糖尿病の改善に役立つと考えられています。

高血糖 ▶ ・**気**（生命エネルギー） ・**血**（血液） ・**水**（血液以外の水分） の流れがとどこおる ▶ 糖尿病の症状が悪くなる

▼

おすすめのツボを刺激する ▶ 気・血・水のめぐりがよくなる ▶ 糖尿病の症状が改善

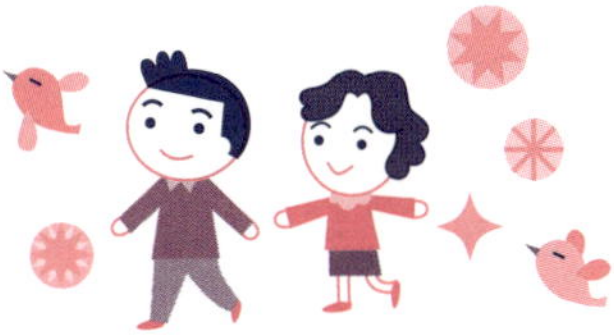

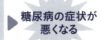

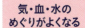

板倉式・効率よい筋トレ！
かべ腕立て伏せともも上げ運動

バランスよく筋肉を鍛えると糖と脂肪の消費が自然にふえる

さて、とり入れやすくて血糖値によいカラダの使い方をいろいろ紹介してきましたが、いよいよ、より本格的に血糖値を下げるための運動のキモを解説しましょう。

血糖値を下げる運動には、大きく2つの種類があります。1つは、余分なブドウ糖を消費し、さらに中性脂肪を燃やすための有酸素運動。例えばウォーキングなどがこれに当たり、運動時間がふえるほど脂肪の消費も増加します。

そして、もう1つは筋肉トレーニングです。**筋肉は、インスリンの作用で血液中の糖をとり込み、エネルギーとして消費する組織**。筋トレは、その筋肉を使って糖の消費を促すだけでなく、筋肉そのものの量をふやします。

筋肉は、**年齢とともに細っていく傾向がありますが、いくつになっても筋トレでふやすことができます**。そして、筋肉がふえるとカラダ全体でのブドウ糖の利用がふえ、血糖値を下げる効果が高まるのです。

また、筋肉を増強すると、糖の消費がふえるだけでなく、筋肉から分泌されて血糖値を下げるのに役立つ、善玉シグナル物質インターロイキン6も増加します。

高血糖を改善する筋トレのポイントは、全身の筋肉をバランスよく鍛え、特に大きな筋肉をふやすこと。そこで、「かべ腕立て伏せ」と「もも上げ運動」で上半身と下半身を鍛えましょう。どちらも室内で行える手軽な運動ですが、高い筋肉増強効果があります。もも上げは大きな下半身の筋肉をふやすので、特に血糖コントロールに効果的です。

解決 リセット法

上半身と下半身の筋肉量をアップする

上半身を鍛える

1〜3を5〜10回くり返すのを1セットとして、1日1〜2セット行う

▶ かべ腕立て伏せのやり方

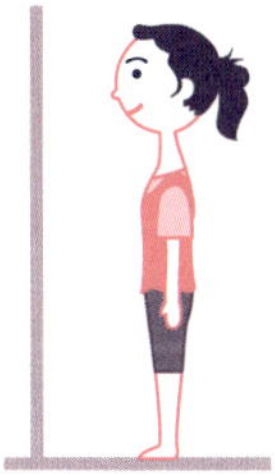

1 かべから大きめの歩幅で1歩分離れて両足を肩幅に開いて立つ

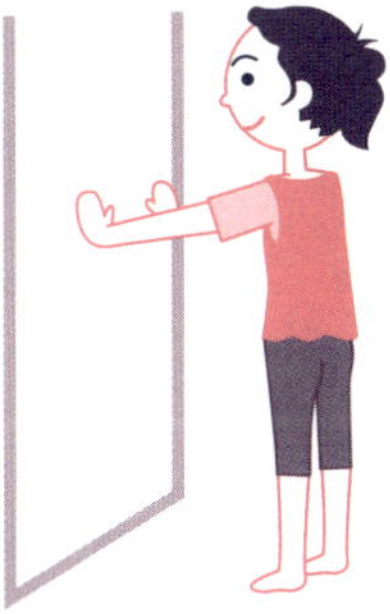

2 両手を肩の高さで前に伸ばし壁に両手のひらをつく

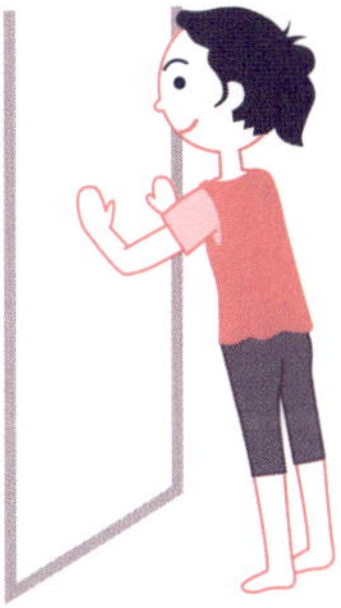

3 背すじは伸ばしたまま、ひじをゆっくり曲げてかべに胸を近づけて2秒キープする

下半身を鍛える

1、2を5〜10回くり返すのを1セットとして、1日1〜2セット行う

▶ もも上げ運動のやり方

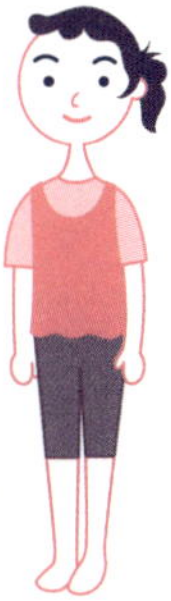

1 両足をそろえてまっすぐ立つ

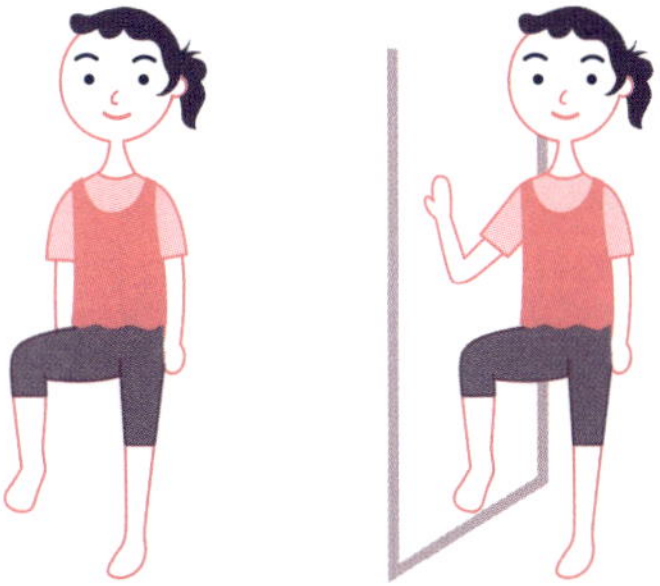

2 右足の太ももを床と平行になるまで上げたら、2秒キープしてからゆっくり下ろし、左足も同様に行う

※不安定な場合はかべに軽く手をついて行うとよい。

しくみ 筋肉量アップで血糖コントロールがしやすくなる

MECHANISM

筋肉量アップ ▶ 善玉シグナル物質の分泌量がふえる ▶ すい臓にインスリン分泌をはたらきかける ▶ インスリンの分泌量がふえる ▶ 高血糖を防ぐ

PART 5 運動リセット

板倉式・やる気が続く お天気ついでウォーキングとは？

用事ついでのウォーキングで日光を浴びてカラダをリセット

現在、高血糖の人が急増している根底には、糖質のとりすぎに加えて運動不足があります。外出するにも便利なクルマなどに頼りがちですが、それは、自分から好きこのんで血糖値を上げようとしているようなものです。

逆に、毎日いそがしくて、運動する時間がなかなかとれなくても、**通勤時に1つ手前の駅で降りて職場まで歩くとか、エレベーターを使わずに階段を上るといった工夫をして、歩く時間をつくっている人たちも**いらっしゃいます。

私も、こうした「ついでウォーキング」をおすすめしたいと思います。ふだん家で過ごしているという人も、買い物を思い立ったら、できるだけ自転車に乗らずに歩いていくなど、歩く機会をふやすことを心がけましょう。

先ほども述べたように、ウォーキングは糖と脂肪を燃やす有酸素運動の代表（Ｐ１０８）。血糖コントロールのために、1日15～30分程度歩きましょう。特に、血糖値が上がりやすい食後のウォーキングは高血糖予防によい方法です。

毎日歩けないという人は、2～3日に1回歩くだけでも運動効果はあります。その際、左のようなポイントを意識して歩くと、さらに運動効果が高まるので参考にしてください。

ちなみに、晴れた日に歩きながら紫外線を浴びると、体内のビタミンDが、骨を強化したり免疫力を高めたりするパワーのある「活性型」に変化します。**紫外線を浴びながらリズミカルに歩くことで、活性型ビタミンDや脳内物質セロトニンもふやして、血糖値の安定に役立てましょう。**

解決 リセット法

お天気の日はリズミカル・ウォーキングをしよう

▶ リズミカル・ウォーキングのポイント

1日15～30分
ほど歩くのが
おすすめ

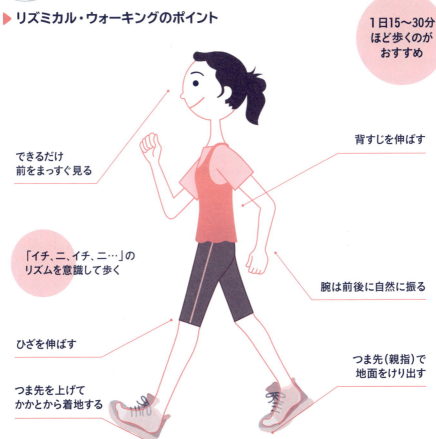

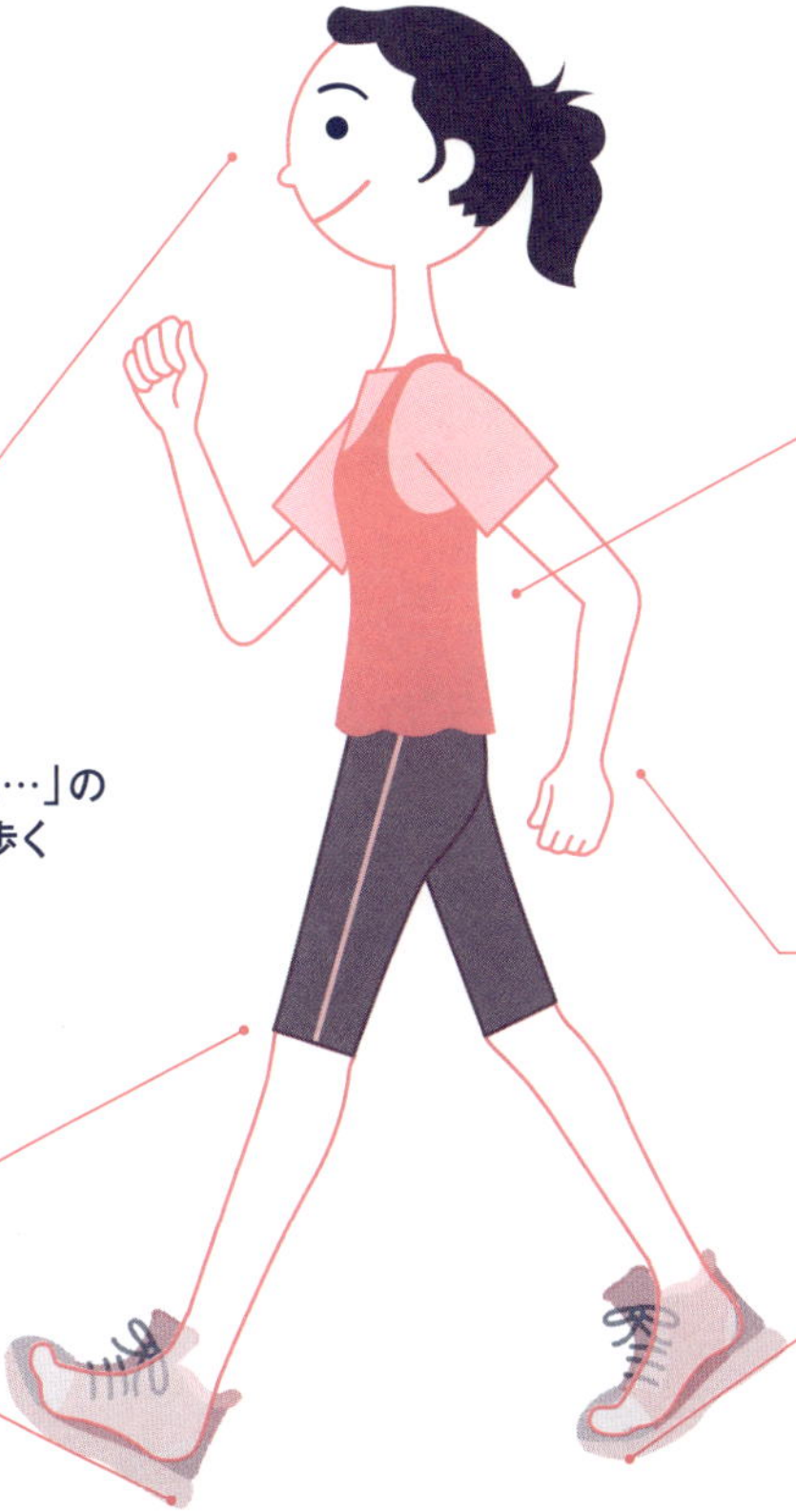

できるだけ
前をまっすぐ見る
背すじを伸ばす
「イチ、ニ、イチ、ニ…」の
リズムを意識して歩く
腕は前後に自然に振る
ひざを伸ばす
つま先（親指）で
地面をけり出す
つま先を上げて
かかとから着地する

しくみ しあわせ物質で血糖コントロールがうまくいく

MECHANISM

日中リズミカルに歩くと「ハッピーホルモン」セロトニンの分泌が増加します。セロトニンは、メラトニン（P52）の原料なので睡眠の質も上がり、体内リズムも好循環に。適度な紫外線が体内のビタミンDも活性化します。

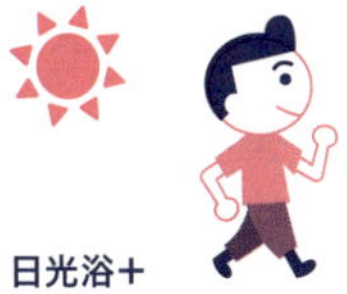

日光浴＋
リズミカル・ウォーキング

▶ セロトニン神経が活性化 ▶ セロトニンの分泌量がふえる ▶ ストレスを軽減 ▶ 血糖コントロールがうまくいく

タバコを今すぐやめておこう!

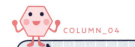

喫煙で、自分も家族も周りの人も糖尿病の発症リスクがアップ!

- タバコを吸う人は吸わない人に比べて
  1.44倍糖尿病になりやすく
  1日20本以上吸う人は1.61倍もなりやすい!

- タバコを吸わない女性も
  1日40本以上吸う夫の受動喫煙で1.34倍も
  糖尿病になるリスクがアップ!

- タバコを吸わない働く女性も
  職場などでの毎日の受動喫煙で1.23倍も
  糖尿病になるリスクがアップ!

自分も家族も周りの人も糖尿病リスクから守ろう!

「喫煙が健康に悪いのはわかっているけど…」そんな方にも上の調査結果はインパクトがあるのでは? 2007年にまとめられた国内外、25件の集団研究分析で、喫煙の糖尿病リスクが示されています。また、2020年に発表された喫煙しない女性・約2万5千人の調査では、配偶者との同居家庭や職場などでの受動喫煙と糖尿病発症の関連性も示されました。コロナ禍のあたらしい時代、喫煙が及ぼす危険の認識を改めましょう。

PART 6

5分でできる 不調と不安リセット

CONDITION RESET

心身を整えて改善する セルフケアのコツ

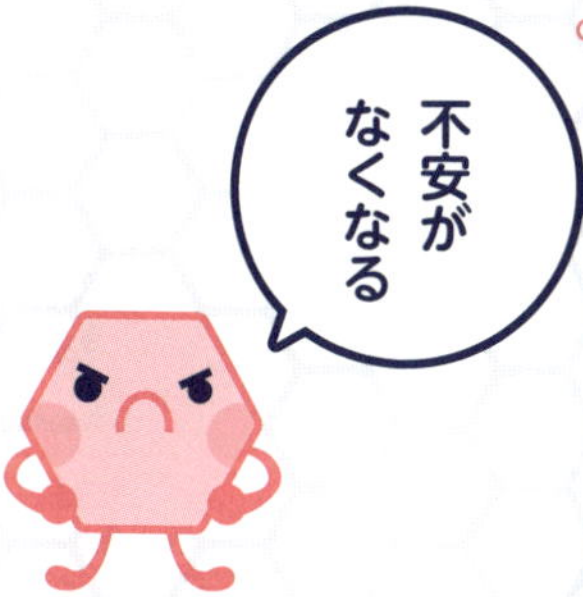

あたらしい時代の生活には、不調と不安の原因があふれています。いきいきした自分であるためにちょっと工夫されたケアを続ければ、血糖値は自然に下がり、心身の健康を実感できるでしょう。

解決リセット法×しくみ新図解

- □ 血糖値が下がると肌年齢も若返る
- □ サバ缶とマイタケで高血糖と認知症を予防
- □ 過度なケアで起きる冷えと低血糖に注意
- □ 腸もみで便秘おなかも血糖値もスッキリ
- □ リンパマッサージで血糖値は下がる
- □ お風呂でリラックスすれば高血糖リセット
- □ ハーブとアロマの楽しいコントロール効果

コゲた食品は老化の元！避けると肌年齢がぐんと若返る！

食べ物に含まれているAGEがカラダの糖化を進行させてしまう

高血糖によるカラダのコゲ（糖化）は、サビ（酸化）や体内の炎症をともなう老化の元凶です。老化を防ぐには、まず高血糖を防ぐこと。血糖値を上げやすい高GI食品と上げにくい低GI食品があるので、できるだけ低GIの食べ物を選ぶことが「糖化→老化」を防ぐ秘けつです（P74）。

ところで、高GI食品のほかにも、カラダのコゲを進行させやすい食べ物があります。それは、AGE（終末糖化産物）そのものをたくさん含んでいる高AGE食品です。

AGEは、タンパク質が糖とともに加熱されたときにできる物質。食品に含まれるタンパク質も、調理によってかなり糖化します。実は、**揚げ物や焼き菓子にこんがりとついた色こそ、目に見えるAGEの色**なのです。

食べ物からとったAGEは、すべてがカラダにたまるわけではありませんが、およそ10％が体内にとり込まれ、そのうち6～7％が長期にわたって蓄積します。そして、この**食品中のAGEも、高血糖によって生じるAGEと同じように、酸化、炎症を招く老化の元**になります。

例えば、皮膚にAGEがたまり、肌にハリを与えているコラーゲンというタンパク質の糖化が進むと、シミやシワができやすくなります。**口から入るAGEをできるだけへらすことも、具体的な老化予防策になる**のです。

高AGE食品の摂取を控え、同じ食材を調理するにも蒸したりゆでたりするほうが、焼いたり揚げたりするよりAGEの産生・摂取をへらすことができます。

解決 リセット法

揚げ物をへらして蒸し料理をふやそう

AGEが多く含まれる食品例

AGEは、糖質の多い、こんがり焦げ目のついた食品に含まれます。加熱調理でふえるのでハムやソーセージなど加工食品も要注意。

こんがり揚げ物

- ポテトチップス
- ドーナッツ
- かりんとう
- フライドポテト
- コロッケ
- チキンナゲット
- ハムカツ
- カツカレー

こんがり焼き物

- ワッフル
- パンケーキ
- クリームパン
- どら焼き
- シュガートースト
- ピザ
- ホットドッグ
- 照り焼きバーガー

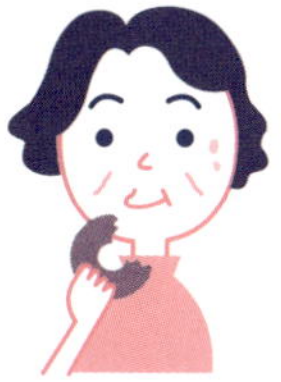

同じ食品でも調理法でAGEの含有量は変化する

高温で加熱するほど、同じ食品でも含まれるAGEの量はふえていきます。揚げ物やオーブン焼きをへらして、蒸し料理や煮物にしましょう。

低 → 高

生　蒸す・ゆでる　煮る　いためる　焼く　揚げる

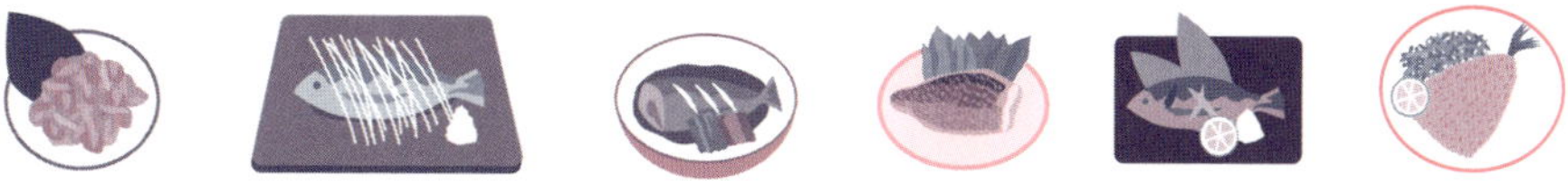

しくみ

カラダの中にAGEをふやさない

MECHANISM

人体内のタンパク質は全体重の15～20%と考えられ、その1/3を占めるといわれるコラーゲンは、繊維状で細胞同士をつなぎ合わせる重要なはたらきをします。糖化は、その劣化につながってしまうのです。

AGEで肌のコラーゲン繊維が劣化すると…

AGEがコラーゲンにたまる ▶ シミ・くすみ

弾力性・柔軟性が失われて切れやすくなる ▶ シワ・たるみ

糖質のとりすぎ ▼ 血糖値上昇→糖化→AGEができる ▼

AGEを多く含む食品のとりすぎ ▼ 糖化進行→AGEが徐々にたまっていく ▼

肌老化が進む

糖質をとりすぎない ／ AGEが多い食品をとりすぎない ▶ 血糖値が下がる ▶ 糖化を防ぎAGEがたまりにくくなる ▶ 肌のシミ、シワ、たるみ、くすみが改善する ▶ 肌年齢が若返る！

高血糖ではアミロイドβが脳に蓄積、認知症のリスクが高まる！

食後血糖値の上昇をおさえ、脳のはたらきをよくして認知症を防ごう

糖尿病の人は、そうでない人に比べて2～3倍強、認知症になりやすいといわれています（Ｐ１２８）。

主な認知症のうち、脳血管性認知症は、脳梗塞などの血管障害にともなって神経細胞が死んでしまうことが原因です。ですから、**血糖値や血圧を下げて、血管の老化（動脈硬化）を防ぐことが、このタイプの認知症の予防になります。**

それに対し、最も多く発症するアルツハイマー病には、まだよくわかっていないことが少なくありません。ただ、このタイプの認知症の人は、脳の組織にアミロイドβというタンパク質が多くたまっています。この蓄積が、脳の神経細胞の死滅を引き起こすのだと考えられています。

そして実は、**アミロイドβの蓄積を促しているのも主に糖化ではないか**と疑われています。アルツハイマー病の患者さんの前頭葉を調べたところ、健康な高齢者の3倍以上もＡＧＥが蓄積していたという報告もあるのです。

糖化がアルツハイマー病の引き金だとすると、まさに血糖値を下げ、ＡＧＥの摂取をへらすことこそ、最も多いタイプの認知症のリスクをへらすことになります。

ここで、さまざまな高血糖リセット法とともに、ぜひおすすめしておきたいのが、サバ水煮缶とまいたけです。

これらは、おすすめ食に挙げる医師も多い認知症予防食で、サバ缶に含まれる血液サラサラ油のＤＨＡやＥＰＡは、脳のはたらきをよくする成分でもあります。まいたけは、食後血糖値の上昇をおさえる特有の成分で注目されています。

解決 リセット法

サバ缶＋まいたけをメニューに入れる習慣にしよう

サバ水煮缶は脳・血管にいい成分の宝庫

DHA（ドコサヘキサエン酸）・EPA（エイコサペンタエン酸）
- 認知症を予防する
- 脳を活性化して集中力や記憶力をよくする
- 動脈硬化、脳卒中、心臓病、高血圧を防ぐ
- 血管をやわらかく保つ
- 血栓をできにくくする
- 炎症をおさえる
- ストレスを軽減する

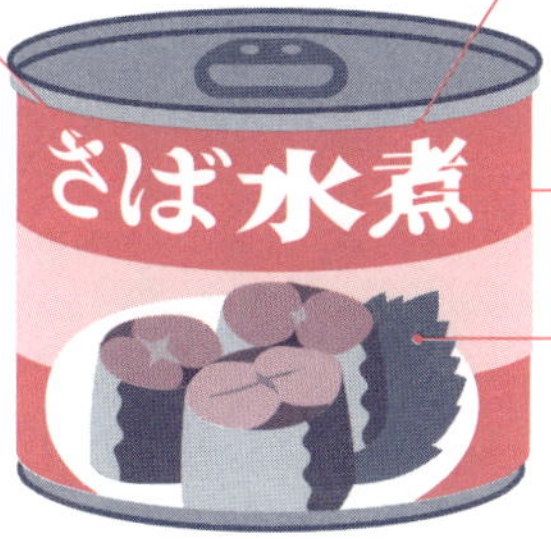

タンパク質
- 筋肉量を保つ
- 肌のハリがアップ
- 疲れにくくなる

カルシウム
- 骨を丈夫にする

ビタミンD
- 認知症を予防する
- カルシウムの吸収をよくする

まいたけは高血糖を防ぐ強い味方。

まいたけには、糖質の吸収をおさえる食物繊維のβ-グルカンやインスリンをつくる亜鉛が豊富に含まれるので高血糖の予防・改善に役立ちます。

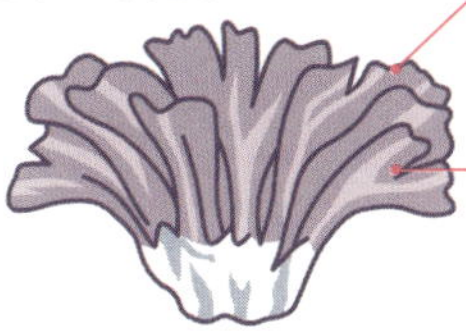

X-フラクション
インスリンのはたらきを助ける、まいたけ特有の成分。

D-フラクション
免疫力を高める作用がある、まいたけ特有の成分。

しくみ

血糖コントロールと血管強化で認知症を防ぐ

MECHANISM

認知症の約7割はアルツハイマー型ですが、「脳のゴミ」といわれるアミロイドβを脳内にためないことが大切。高血糖を改善し、血管をしなやかにして脳の若さを保ちましょう。

アルツハイマー型認知症

脳の神経細胞から出る老廃物・アミロイドβが脳にたまることによって発症する。

インスリンがブドウ糖とともに脳に送り込まれる

▼

役目を終えたインスリンをインスリン分解酵素が分解する

▼

血糖値が正常なら…	高血糖だと…
インスリン分解酵素は、インスリンを分解処理しながらアミロイドβも分解する。	処理するインスリンの量が多すぎ、アミロイドβの分解に手が回らず、たまっていく。
▼	▼
認知症のリスク小	認知症のリスク大

脳血管性認知症

脳の血管が詰まったり切れたりして脳のいろいろな部位がいたむことによって発症する。

血糖・血圧コントロール 肥満の改善	高血糖、肥満、高血圧
▼	▼
血液サラサラ	血液ドロドロ
▼	▼
動脈硬化が進みにくい	動脈硬化が進む
▼	▼
血管が切れたり詰まったりしにくい	脳の血管が詰まったり切れたりしやすくなる
▼	▼
認知症のリスク小	認知症のリスク大

その冷え、もしかして低血糖？
過度な食事制限には注意

糖尿病の治療をしている人は低血糖にも注意が必要

この『血糖値を下げるあたらしいトリセツ』は、主に高い血糖値を下げることに主眼を置いて解説しています。

ですが、糖尿病の治療中で、**インスリンの分泌を促すＳＵ（スルホニル尿素）薬を服用したり、インスリンを注射したりしている人は、血糖値の下がりすぎにも注意が必要**です。**血糖値が70㎎／dl以下に下がった状態を「低血糖」といい、極端な場合は意識を失うなどして大変危険です。**

糖尿病の人が、食事を抜いたり激しい運動をしたりして血液中のブドウ糖が少ないときに、ＳＵ薬やインスリンを使うと、インスリンが血糖値を下げすぎて、低血糖の発作を起こすことが少なくありません。

左に、低血糖を起こしやすい行動や、症状、対処法などをまとめておきましたので、ぜひ参考にしてください。

なお、糖尿病ではない人は絶食や激しい運動をしても、ほとんど低血糖を起こすことはありません。ただし、糖尿病の治療薬以外でも、副作用として低血糖を招きやすいものがあります。薬は副作用をしっかり理解して使いましょう。

また、**極端な食事制限などをして自律神経のバランスが乱れている人も、低血糖を起こすことがあります。血液中の糖が不足して低血糖状態になると、筋肉のエネルギー産生がへってカラダが冷え**たり、左のページに挙げたような低血糖の症状が起こったりします。

思い当たる人は無茶なダイエットをやめ、「ゆる糖質オフ」で正常な血糖値と健康を保つようにしてください。

解決 リセット法

自分の血糖値の変化に注意して低血糖を防ごう

▶ 低血糖は こんなときになりやすい

- 過度に食事を抜いたり、食べる量が少なかったりしたとき
- 食事と食事の間があいたとき
- 激しい運動をしたあと
- 体調不良のときなど

▶ 低血糖を 起こさないためには

- 食事の時間を一定にして間をあけすぎないようにする
- 食べる量はなるべく同じにする
- ふだんより多くカラダを動かすとき途中でおにぎりなどの糖質をとる

▶ 低血糖を起こしたら

- 行動するのをやめて安静にする
- 砂糖10〜20g、またはブドウ糖5〜10gをすぐにとる
- アメなどの菓子類は消化に時間がかかるので、緊急用には向かないことに注意

▶ 低血糖の症状を知っておこう

血糖値 mg/dl

90

80 **正常**

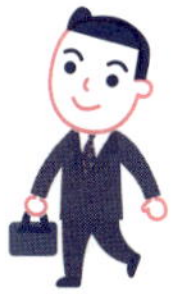

70 **自律神経の症状**

- 異常な空腹感 ・動悸 ・不安感
- 体のだるさ ・ふるえ ・あくび
- 冷や汗 ・熱感 など

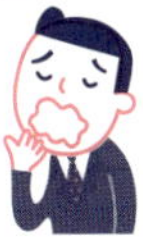

60

50 **脳の機能低下**

- 眠気 ・混乱 ・顔面蒼白
- 強い脱力感 ・言葉が出ない ・不安
- めまい ・目のちらつき ・吐き気
- 激しい疲労感 ・時間がわからない など
- イライラ

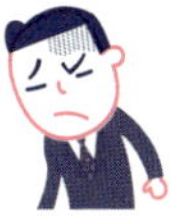

40

30 **中枢神経の症状**

- 意識もうろう ・異常行動

20 **意識の喪失**

- けいれん ・昏睡

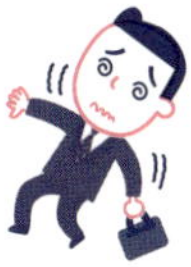

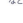

10

しくみ MECHANISM

血液中のブドウ糖の量が少なくなりすぎる

低血糖は血糖値が下がりすぎて必要なエネルギーをつくれなくなる状態で、放置すると危険です。低血糖の血糖値や症状には個人差があるので、「ゆる糖質オフ」などの適切な血糖コントロールを習慣化しましょう。

糖質の量が少ない・食事の時間が遅れた

▼ 血液中のブドウ糖の量が少ない

▼ インスリンの効きがよくなりすぎる

▼ **低血糖になる**

糖質の量がちょうどよい・食事の時間も変わりない

▼ 血液中のブドウ糖の量はいつもと同じ

▼ インスリンの効きはふだんと変わりない

▼ **低血糖にならない**

便秘は血糖コントロールの大敵！スッキリ改善して血糖値を下げよう

マッサージで腸のデトックス 血糖値を上げる毒素の排出も促す

善玉菌が元気にはたらく良好な腸内環境が、血糖値のコントロールに大切なことは、もうおわかりのとおりです。

その腸のコンディションを、私たちに日々教えてくれるのが便通です。快便は腸内環境がよい証拠。逆に、**便秘は、腸内フローラのバランスや腸のはたらきが悪化していることを示すサイン**です。

良好な腸内環境をキープし、便秘を防ぐには、まずバランスのよい食事と適切な水分摂取を心がけること。そして、適度な運動と、質のよい睡眠も大事です。

とはいえ、**もともと便秘がちな人は、食物繊維の豊富な野菜や善玉菌が喜ぶ発酵食品をとっても、すぐには快便につながらない**ことがあります。食物繊維で便の量をふやしても、腸の動きと便の流れが停滞したままだと、「前がつかえている状態」は解消されないからです。

そのような人は、まず腸をマッサージして動きをよくし、排便を促しましょう。その方法には、リラックスして行う左ページの「ゆったり腸もみ」がおすすめです。

床にあおむけになり、両手の指先をおなかに当てたら、便が通過する方向に向かって、指を少しずつずらしながら、ゆっくり押しもみしていきます。ひととおり押したら、おなか全体を時計回りにさすってください。

便秘が解消すると、血糖値の上昇を促す腸内の毒素も排出され、高血糖予防に役立ちます。すぐに効果が現れなくても、あせらずに毎日、腸もみを続けましょう。

解決 リセット法

ゆったり腸もみだけでもおなかはスッキリ

▶ ゆったり腸もみ

枕と薄手のクッションを1つずつ用意する

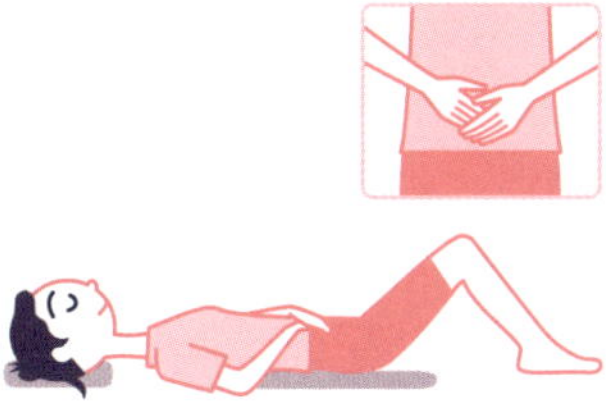

1

あおむけになってクッションを
腰の下に当ててひざを少し立てる

2

両手の指先を❶に当てて、鼻から息を吸い、口から吐きながら、ゆっくり押しもみする（❽まで順に、特に四隅をていねいに）

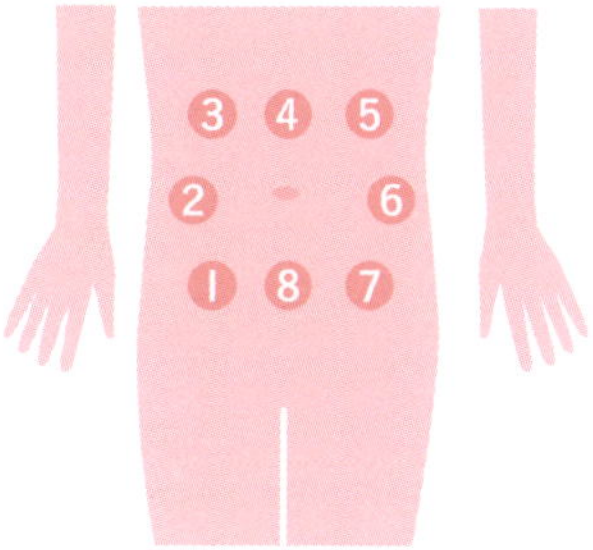

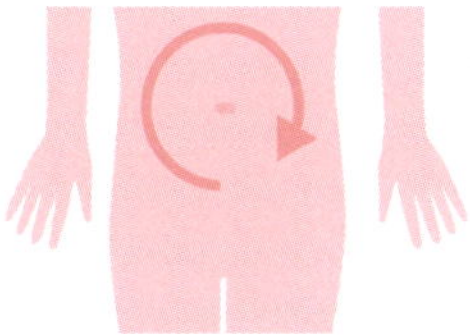

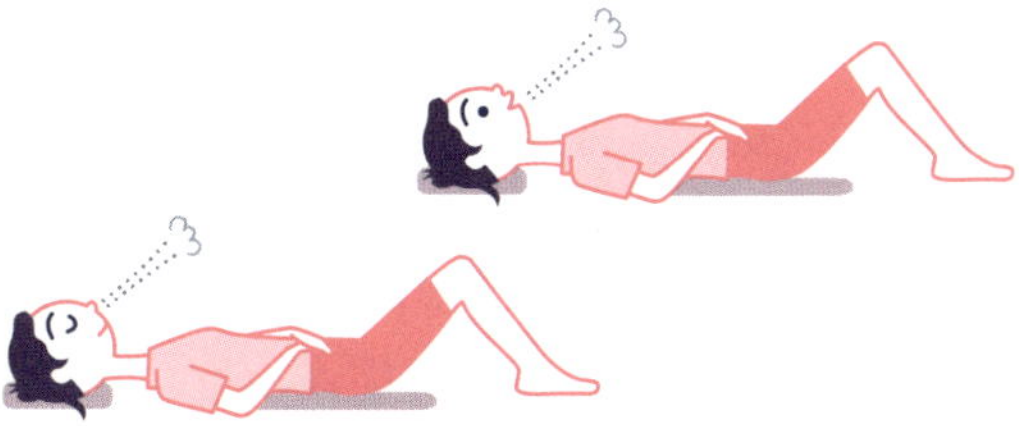

3

鼻呼吸しながら、おへそを中心におなか全体を時計回りに両手の指先でゆっくり10周ほどさする

※1日1～2回、朝と夜に行うとよい。
※食前か、食後1時間以上たってから行う。
※痛みを感じない程度の心地よい強さで押しもみする。

しくみ 腸の動きをよくして血糖値を下げる

MECHANISM

ダイレクトに適度な刺激を加える「ゆったり腸もみ」によって腸の動きは自然に活発になり、便秘が改善されて腸内環境も整えられるので、血糖コントロールがしやすくなります。

便秘になる	➡➡➡	ゆったり腸もみで腸を刺激する
▼		▼
毒素がたまりやすくなり腸内環境が悪化する		腸の動き（ぜん動運動）がよくなる
▼		▼
腸の動き（ぜん動運動）が悪くなる		便秘が改善
▼		▼
血流が悪化する		腸内環境がよくなる
▼		▼
血糖値が上がる		血糖値が下がる

カラダにたまった毒素を追い出す **リンパマッサージ**で血糖値は下がる

全身の細胞の代謝を支えている「命の水」の循環をよくする

腸もみ（Ｐ１２０）と同じように、マッサージでデトックス（毒出し）を促して体内環境を整える方法があります。

それがリンパマッサージ。腸管の中はカラダにとって外部ですが（P36）、**全身の組織と細胞を潤している体液（リンパ液）の循環は、体内ネットワークそのもの**です。

体重の約60％に当たる水分のうち、3分の2は細胞内、3分の1は細胞外にありますが、もちろん中と外が隔絶しているわけではありません。細胞が呼吸をし、栄養素と老廃物を交換するうえで欠かせないのが細胞外の体液です。

そのうち、**リンパ液は「命の水」として流れ、全身のホメオスタシス（生体恒常性）を維持している**のです。

細胞を潤す組織間の間質液も、リンパ管内を流れるリンパ液も、血液の仲間。血液から血球などを除いた血漿《けっしょう》と同じ成分でできています。毛細血管からしみ出た血漿が間質液になり、それをリンパ液として回収して、再び血管に戻すまでのルートがリンパ管です。

適切なマッサージによってリンパネットワークのめぐりをよくすれば、細胞の代謝や老廃物の回収を助け、体内環境のリフレッシュにつながります。

リンパ液がリンパ管内を流れる総量は、安静時には血流の約３０００分の１（１２０ml／時）ほどといわれています。決して速い流れではありませんが、この流れがとどこおると組織の代謝が低下してしまいます。リンパの流れを促して体液の循環をサポートし、血糖コントロールに役立てましょう。

解決 リセット法

リンパマッサージですっきりデトックス

リンパマッサージの方向は流れにそって

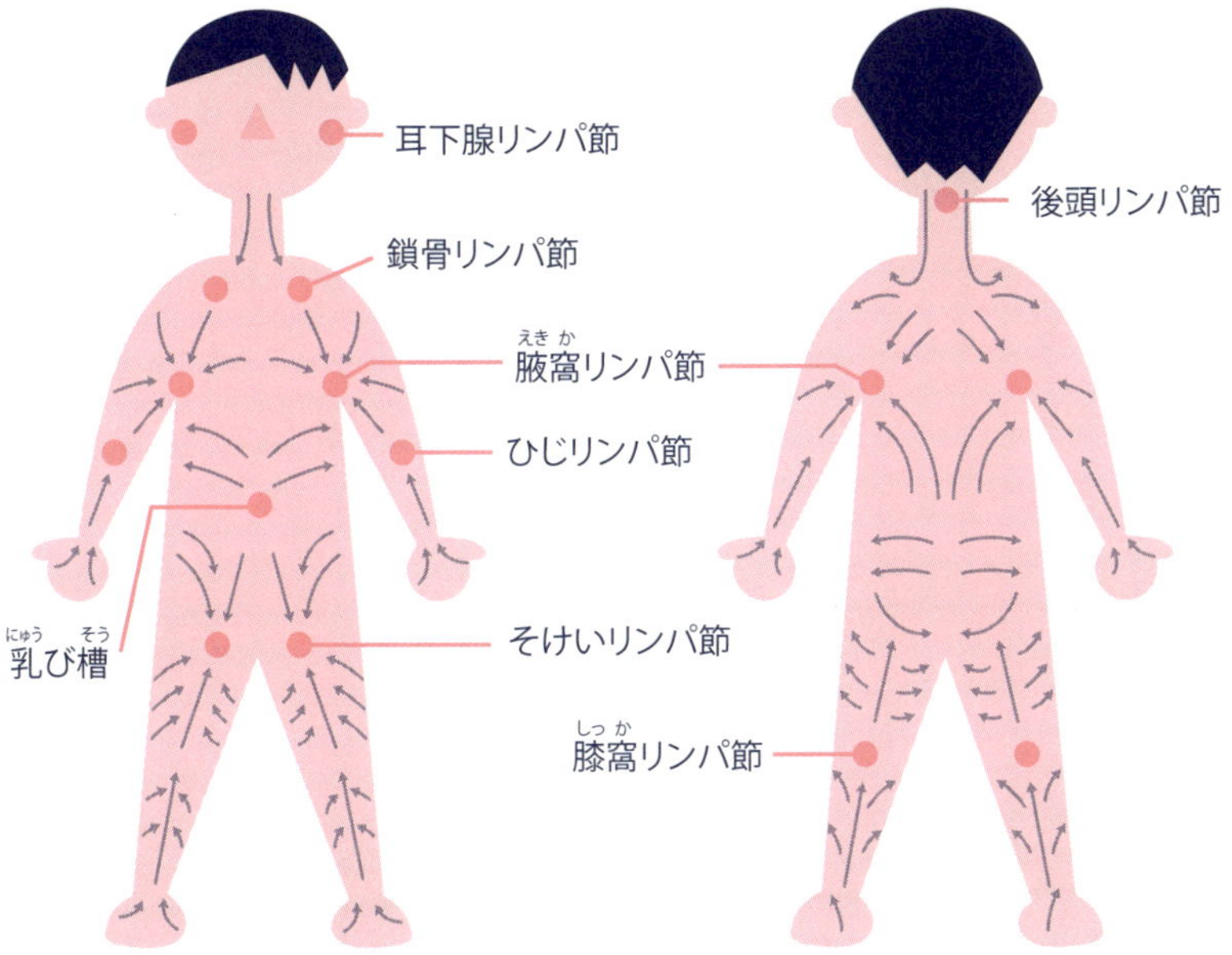

リンパマッサージのやり方

1 それぞれのリンパ節を、上から順に軽く2〜3秒押してほぐすのを2〜3回くり返す

2 手足の末端から、矢印の方向にそって手のひらをすべらせるようにマッサージする
手のひらで軽く圧を加えながら行うとよい

※1日1回、夜、お風呂上がりに行うとよい。強くこすりすぎないように注意。

しくみ リンパの流れをよくして血糖コントロール

MECHANISM

リンパの流れがとどこおる → **リンパの流れがよくなる**

リンパの流れがとどこおる	リンパの流れがよくなる
▼	▼
カラダに毒素がたまる	毒素が排出される
▼	▼
血糖値が上がる	血糖値が下がる

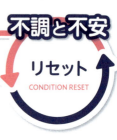

お風呂タイムでリラックス！血行をよくし、熟睡して血糖値を下げよう

コツは就寝1時間前のぬるめのお風呂 副交感神経を優位にして寝つきをよくする

1日の活動をしめくくる入浴は、健康にとてもよい習慣です。素晴らしいことに、日本人の多くは毎日お風呂に入っています。そのため、世界的にコロナ感染が広がりだした時期には「毎日入浴する衛生的な習慣が流行の抑止につながっているのでは？」とも言及されていて印象的でした。

入浴には、カラダを清潔に保つだけでなく、運動するのと同じくらいのエネルギー消費効果があります。

シャワーだけだとあまり効果はありませんが、しっかり湯船につかってカラダを温めると、全身の血行がよくなり、発汗が促されます。それがまさに、糖をエネルギーとして消費することになり、血糖値を下げる効果があるのです。

また、ゆったり湯船でくつろぐ時間は、最高のリラックスタイム。疲れやストレスをいやし、ぐっすり安眠できる状態に心身を整えてくれます。当然、質のよい睡眠もカラダをリセットして血糖値を安定させるのに役立ちます。

そのような入浴のメリットを最大限に生かすためには、お風呂に入る時間と、お湯の温度がポイントになります。

私たちがよく寝つけるのは、副交感神経が優位になって深部体温（カラダの中心部、内臓などの体温）**が下がったときです。その状態をつくるには、就寝の30分～1時間前までに、ぬるめのお風呂に入るのがベスト**。寝る直前に熱いお風呂に入ると、交感神経が興奮して深部体温が下がらないので、かえって寝つきが悪くなります。ぜひリラックスできる入浴を習慣にして、高血糖の予防に役立ててください。

解決 リセット法

湯船にゆったりつかって心身を整えよう

よく眠れるようになるお風呂の入り方

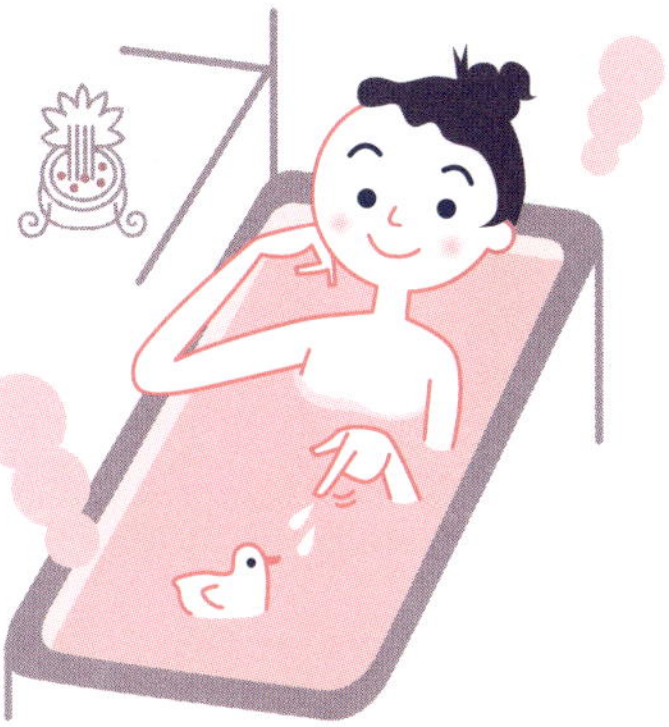

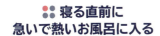

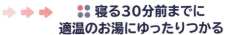

入浴前と入浴後に水を飲む

お湯の温度は38〜40℃が目安

肩までしっかり湯船につかる場合は10分ほど

38℃のぬるめのお湯にみぞおちまでつかる半身浴の場合は30分ほど

入浴剤を使う場合は炭酸系のものが血流を促すのでおすすめ

夏場でもシャワーですませず湯船につかって全身を温めるほうがよい

冬場は脱衣所を暖房で温めるなど温度差に気をつける

※高血圧の人は特に注意。

しくみ 深部体温が下がると血糖値に好影響

MECHANISM

就寝の30分〜1時間前までにぬるめのお湯につかると、副交感神経が優位になり毛細血管の血流が改善。深部体温が下がると神経が休息モードになって質のよい睡眠が得られ、高血糖が改善しやすくなります。

寝る直前に急いで熱いお風呂に入る	→	寝る30分前までに適温のお湯にゆったりつかる
▼		▼
交感神経が優位になる		副交感神経が優位になる
▼		▼
活動モード・体の中心に血液が集まる		休息モード・毛細血管の血流が改善する
=		=
深部体温が上がる		深部体温が下がる
▼		▼
睡眠の質が悪くなる		睡眠の質がよくなる
▼		▼
血糖値が上がる		血糖値が下がる

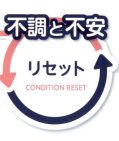

香りでストレスを軽減！楽しみながら血糖コントロール

カラダのサビを防ぐ抗酸化成分をハーブティーで気軽に活用

現代人は、糖質のとりすぎや運動不足だけでなく、刺激やストレスが多いライフスタイルそのものからも、高血糖になりやすい状態に置かれているといえるでしょう。

興奮して気が高ぶると、交感神経が強くはたらいて自律神経のバランスが乱れ、高血糖のリスクが高まります。**リラックスして副交感神経をはたらかせることは、血糖値を安定させるためにとても大切なこと**なのです。

心身のリラックスに役立つ方法は入浴（Ｐ124）以外にもいろいろとあります。例えば、マインドフルネス呼吸法（Ｐ100）や、心が安らぐ音楽の鑑賞もよいでしょう。

また、身近に花があると心がおだやかになるものですが、植物の香りにもリラックス効果があります。しめくくりとして、その活用法を挙げておきましょう。

最も手軽に生活にとり入れられるのは、**くつろぎタイムに、香りを楽しみながらハーブティーを飲む方法。抗酸化作用の強いフィトケミカル**（Ｐ70）**を含むハーブも多い**ので、コーヒーや緑茶などのかわりに活用するのもよいでしょう。

ヨーロッパでは、早くからハーブの香りに着目した自然療法が発達し、医療にも応用されてきました。それがアロマテラピーで、植物から抽出した精油「アロマオイル」の香りをかいでリラックスし、健康の回復に役立てます。

さまざまなアロマの香りを試してみればよいと思いますが、中には、ラベンダーやゼラニウムのように、すい臓によい効果があるとされているものもあります。

解決リセット法

ハーブティーとアロマで気分を変えよう

おすすめのハーブティー

ハーブを手軽に利用できるハーブティー。1日に2 ～ 3回、食後などに飲むと有効成分を吸収でき、アロマテラピー効果も得られます。

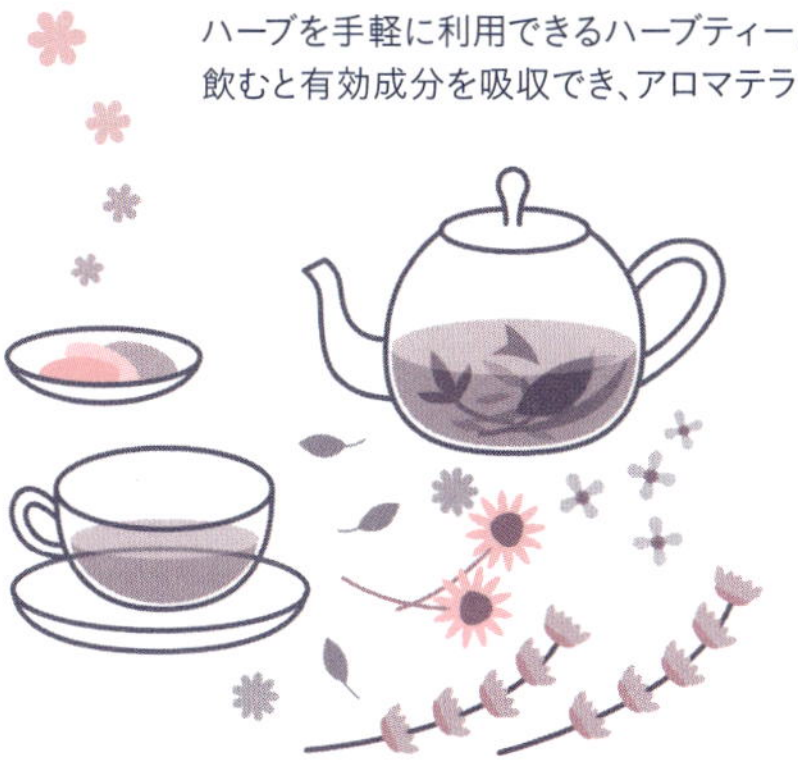

カモミール
イライラを鎮めるとされ不眠の改善にも好適。

ローズマリー
強い抗酸化作用を持ち心身の元気回復に役立つ。

ペパーミント
胃腸のはたらきを整えるほか不眠や不安も緩和。

ラズベリー
抗酸化作用が強く糖尿病などの予防効果が期待できる。

ハイビスカス
抗酸化作用で疲労回復や美容などに役立つ。

バジル
殺菌作用に優れ胃腸を整えるはたらきも。

セージ
抗菌・抗ウイルス作用があり不眠の改善にも。

おすすめのアロマオイル

精油を使うアロマテラピーは、専用の芳香器がなくても、瓶の香りをかいだり、ティッシュペーパーに垂らして部屋に置いたりして楽しめます。

ラベンダー
鎮静作用に優れた香りで不眠の改善に役立つ。

ゼラニウム
心身の緊張を軽減しホルモンバランスを整える。

マンダリン
精神不安や緊張などをやわらげる作用を持つ。

ベルガモット
ストレスによる不快症状や睡眠への導入に役立つ。

初めての人でも使いやすいのは…

さわやかでクセの少ない柑橘系の香りでしょう。いろいろ試して好みのものを選びましょう。

■レモン
心身のリフレッシュ作用に優れ集中力も高まる。

■オレンジ
心身のリラックス作用で気分をさわやかに。

■グレープフルーツ
心身のストレスの軽減作用で疲労も回復する。

しくみ

好きな香りで血糖コントロール

MECHANISM

鼻からとり込まれた香りの有効成分は脳に伝わり、自律神経のバランスを整えます。心身がリラックスして血流がよくなり、代謝も改善して血糖値は下がって安定していきます。

よい香り・好きな香り

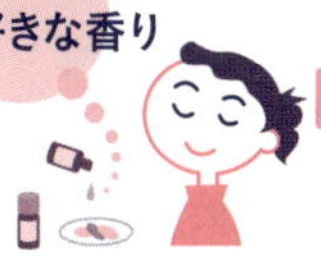

副交感神経を刺激する ▶ 心身がリラックス ▶ 血流が改善 ▶ 血糖コントロールがうまくいく

血糖値 気になる数字 5

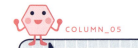

今から高血糖を改善しておこう!

糖尿病や予備群では明らかに認知症の発症リスクが高まる!

- 糖尿病の人は血糖値が正常の人に比べてアルツハイマー型認知症のリスクが2.05倍高く脳血管性認知症のリスクが1.82倍高い!

- 負荷後2時間血糖値が200mg/dl以上の高血糖の人では120mg/dl未満の人に比べてアルツハイマー型認知症のリスクが3.42倍高く脳血管性認知症のリスクが2.66倍高い!

血糖コントロールで脳を若々しく保とう!

高齢化する日本。認知症への不安は、高齢者だけでなく現役世代でも高まっています。九州大学で行われた久山町研究の調査結果は、上のとおり驚きの数字を示しました。認知症患者の中に、明らかに血糖値の高い人が多い傾向が認められたのです。血糖値が高いとあらゆる血管に負担がかかります。脳血管も同様です。特にアルツハイマー型認知症のリスクは2倍、3倍に!　血糖値の改善は高齢者でなくても目前の課題です。

意識をリセット

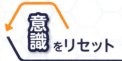

DIET APPROACH RESET

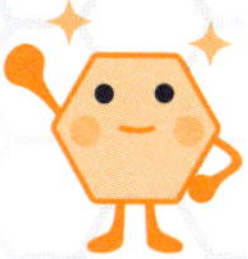

あたらしい 血糖値を下げる 見なおし 栄養学

カラダはあなたが食べた物でできています。だから食生活の見なおしは血糖値を下げるために特に重要。ましてや、あたらしい時代に生きるオトナの健康管理には、「あたらしい意識」に沿った「行動様式」が欠かせません。このデータベースで栄養学の基本と、食材・食品に含まれる栄養素のはたらきをもう一度確かめて、楽しく血糖値をケアしましょう。

巻末特別データベースの使い方

▶P130～P139／健康のための食事摂取基準データ
血糖値を下げるには栄養バランスが重要

A:栄養素の特徴・とる際の注意点をチェック!

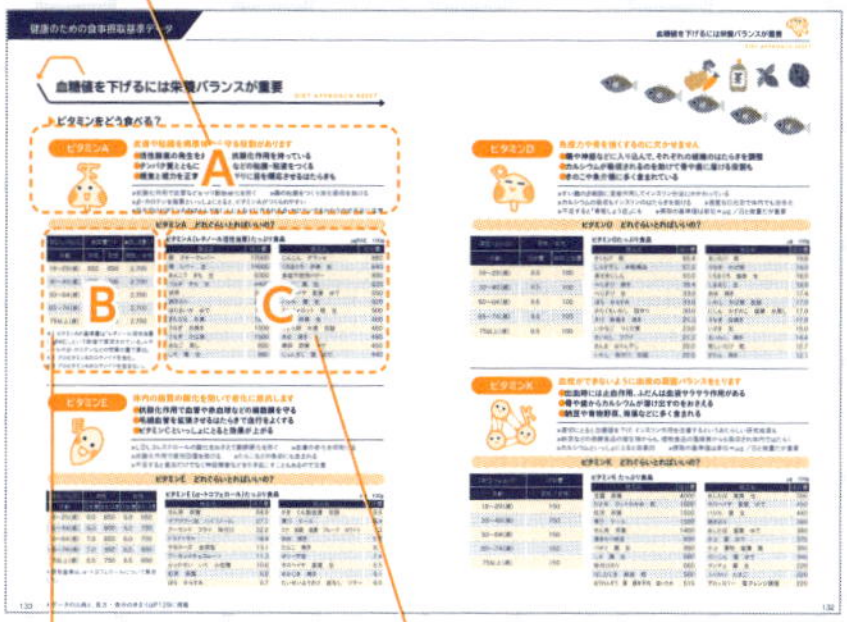

B:食事でとる栄養素の量を見なおそう!

C:栄養素をバランスよく含む食品をチョイス!

▶P140～P143／食材・食品の糖質量 気になるデータ
血糖値を下げるリセット食材を選ぼう

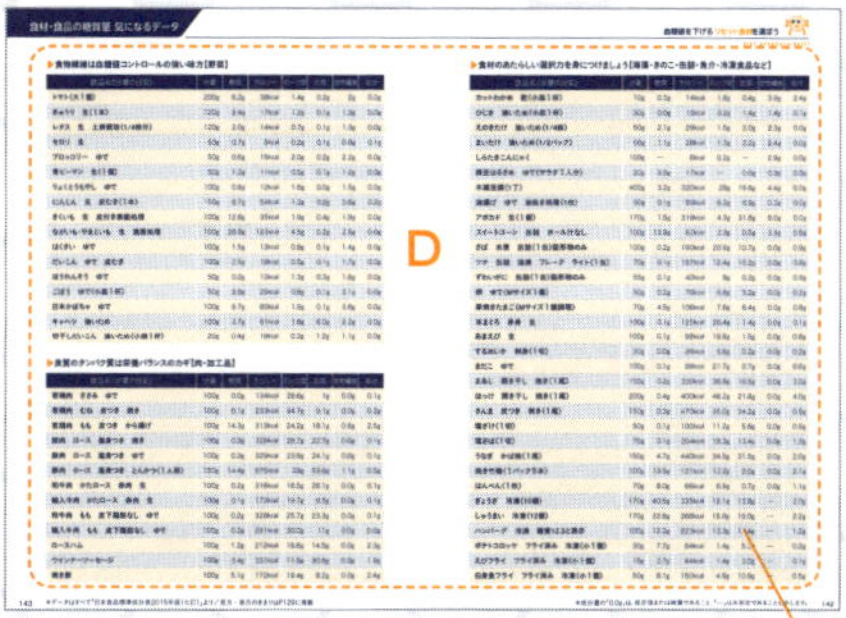

D:食品ごとに糖質ほかの成分バランスをチェック!

▶データの出典とデータ表示のきまり

【栄養量データ・成分データについて】

Bの部分
厚生労働省の「『日本人の食事摂取基準』策定検討会」報告書をとりまとめ、公表された「日本人の食事摂取基準(2020年版)」によります。

CとDの部分
文部科学省の科学技術・学術審議会資源調査分科会により公表された「日本食品標準成分表2015年版(七訂)」によります(追補2019年までを含みます)。

【分量について】

素材の分量には、骨や皮など食べられない部分の重さ(廃棄量)も含まれていますが、成分データはすべて食べられる部分のみの数値を掲載しています。食品名の欄<1個>などの表示は、一般的な分量の目安です。

【糖質量について】

P140～143では、「日本食品標準成分表」の「炭水化物量」から「食物繊維総量」を差し引いた数値を掲載しています。ただし「日本食品標準成分表」に「利用可能炭水化物(単糖当量)」が収載されているものはその数値を掲載しています。

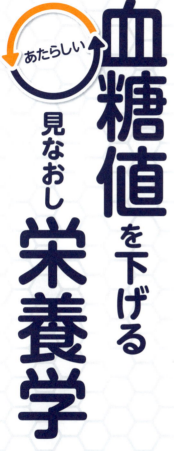

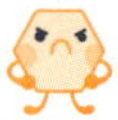

タンパク質

カラダをつくり健康を維持するために不可欠です

- **エネルギーを生み出し細胞をつくる大切な栄養素**
- **インスリンなどのホルモンをつくる原料にもなる**
- **酵素・抗体などにもなってカラダのはたらきを強くする**

»豆・卵・肉・魚などからとることができる　»アミノ酸という物質でできている
»体内で合成することのできない必須アミノ酸を多く含んでいるのが「良質なタンパク質」
»糖尿病腎症などの治療を受けている人は、厳密に控える必要がある

タンパク質　どれぐらいとればいいの？

(単位=%エネルギー)	推奨量	
年齢	男性	女性
18～29(歳)	65	50
30～49(歳)	65	50
50～64(歳)	65	50
65～74(歳)	60	50
75以上(歳)	60	50

タンパク質たっぷり食品　g／100g

食品名	成分量
ふかひれ	83.9
かつお節	77.1
たたみいわし	75.1
するめ　加工品	69.2
かたくちいわし　煮干し	64.5
凍り豆腐　乾	50.5
湯葉　干し　乾	50.4
ナチュラルチーズ　パルメザン	44.0
焼きのり	41.4
しらす干し　半乾燥品	40.5

食品名	成分量
豚肉　ヒレ　赤肉　焼き	39.3
若鶏肉　むね　皮なし　焼き	38.8
若鶏肉　ささみ　ソテー	36.1
若鶏肉　むね　皮つき　焼き	34.7
イクラ	32.6
すじこ	30.5
豚肉　もも　皮下脂肪なし　焼き	30.2
焼きふ　車ふ	30.2
抹茶	29.6
玉露　茶葉	29.1

脂 質

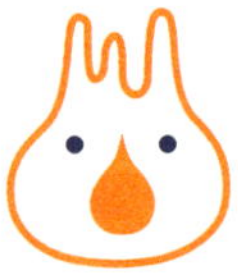

カラダづくりや栄養素の吸収に必要です

- **エネルギーの貯蔵に適した大切な栄養素**
- **とりすぎると肥満につながり、血糖値にも悪影響が**
- **細胞膜や消化に重要な胆汁酸などをつくる原料にも**

»脂質を構成する物質が脂肪酸　»脂肪酸は「飽和脂肪酸」「不飽和脂肪酸」の2種類
»注目は不飽和脂肪酸のオメガ6系脂肪酸（n-6系脂肪酸）とオメガ3系脂肪酸（n-3系脂肪酸）
»オメガ6ではごま油などに含まれるリノール酸　»オメガ3ではエゴマ油などのα-リノレン酸

脂質　どれぐらいとればいいの？

	脂質の食事摂取基準(%エネルギー)	飽和脂肪酸の食事摂取基準(%エネルギー) *2, 3	n-6系脂肪酸の食事摂取基準(g/日)		n-3系脂肪酸の食事摂取基準(g/日)	
年齢	目標量*1	目標量	目安量		目安量	
	男性／女性	男性／女性	男性	女性	男性	女性
18～29(歳)	20～30	7以下	11	8	2.0	1.6
30～49(歳)	20～30	7以下	10	8	2.0	1.6
50～64(歳)	20～30	7以下	10	8	2.2	1.9
65～74(歳)	20～30	7以下	9	8	2.2	2.0
75以上(歳)	20～30	7以下	8	7	2.1	1.8

*1 範囲に関しては、おおむねの値を示したものである。
*2 飽和脂肪酸と同じく、脂質異常症及び循環器疾患に関与する栄養素としてコレステロールがある。脂質異常症の重症化予防の目的からは、200mg/日未満にとどめることが望ましい。
*3 飽和脂肪酸と同じく、冠動脈疾患に関与する栄養素としてトランス脂肪酸がある。脂質にかたよった食事をしている者では、留意する必要がある。トランス脂肪酸は人体にとって不可欠な栄養素ではなく、健康の保持・増進を図る上で積極的な摂取はすすめられないことから、その摂取量は1%エネルギー未満にとどめることが望ましく、1%エネルギー未満でもできるだけ低くとどめることが望ましい。

飽和脂肪酸たっぷり食品　g／100g

食品名	成分量
食塩不使用バター	52.4
ラード	39.3
ソフトタイプマーガリン　家庭用	23.0
ホワイトチョコレート	22.9
ナチュラルチーズ　チェダー	20.5
和牛肉　リブロース　脂身つき　焼き	20.3
フォアグラ　ゆで	18.3

オメガ6脂肪酸たっぷり食品　g／100g

食品名	成分量
サフラワー油　ハイリノール	70.0
ごま油	40.9
マヨネーズ　全卵型	18.0
ピーナッツバター	14.6
あまに油	14.5
アーモンド　フライ　味付け	11.7
ツナ　缶詰　油漬　フレーク　ホワイト	11.2

オメガ3脂肪酸たっぷり食品　g／100g

食品名	成分量
えごま油	58.3
あまに油	56.6
くるみ　いり	9.0
たいせいようさば　水煮	6.1
さんま　皮つき　焼き	5.0
しめさば	4.9
いわし　かば焼　缶詰	4.2

血糖値を下げるには栄養バランスが重要

DIET APPROACH RESET

エネルギーの源をどう食べる？

エネルギー

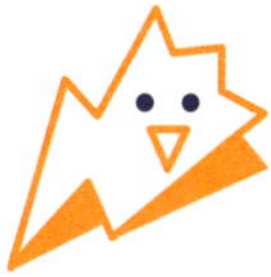

食品から得られる人体活動の源です

- 食品の栄養素から活動のためにエネルギーが生み出される
- カロリーは、実はこの「エネルギーの単位」の名称
- 消費エネルギー以上に食べすぎないことが大切

»エネルギー源となるのはタンパク質・脂質・炭水化物　»3つのバランスはとても重要
»とりすぎると肥満になりやすい　»不足すると体力や免疫力がダウン
»非常用に貯蔵される分もある　»運動不足で少食すぎるのにも注意

エネルギー　どれぐらいとればいいの？

（単位＝kcal）		男性			女性		
身体活動レベル*1		Ⅰ	Ⅱ	Ⅲ	Ⅰ	Ⅱ	Ⅲ
年齢	18〜29（歳）	2,300	2,650	3,050	1,700	2,000	2,300
	30〜49（歳）	2,300	2,700	3,050	1,750	2,050	2,350
	50〜64（歳）	2,200	2,600	2,950	1,650	1,950	2,250
	65〜74（歳）	2,050	2,400	2,750	1,550	1,850	2,100
	75以上（歳）*2	1,800	2,100	—	1,400	1,650	—

*1「身体活動レベル」は「Ⅰ＝ふだんほぼ座ったまま」「Ⅱ＝デスクワーク中心の仕事と買い物や軽運動程度」「Ⅲ＝動く仕事が中心、活発な運動習慣あり」

*2 レベルⅡは自立している者、レベルⅠは自宅にいてほとんど外出しない者に相当する。レベルⅠは高齢者施設で自立に近い状態で過ごしている者にも適用できる値である。

炭水化物

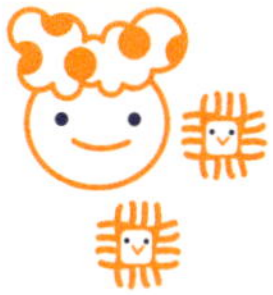

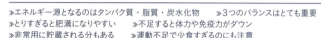

糖質を含むカラダの大切なエネルギー源です

- 炭水化物は糖質と食物繊維の2つの栄養素からできている
- 糖質はエネルギーをつくるがとりすぎると高血糖に
- 食物繊維は腸内細菌のエサとしてはたらく

»糖質は体内でブドウ糖に分解されエネルギーになる　»食物繊維は糖質の消化吸収を遅らせる
»炭水化物をこの2つに分けて考えて食品を選ぶのが、あたらしい「栄養バランスの意識」
»酒の飲みすぎによる糖質過多には特に注意　»食物繊維は不足すると便秘や高血糖に注意

炭水化物　どれぐらいとればいいの？　くわしくはP140から

（単位＝%エネルギー）	目標量*	
年齢	男性	女性
18〜29（歳）	50〜65	50〜65
30〜49（歳）	50〜65	50〜65
50〜64（歳）	50〜65	50〜65
65〜74（歳）	50〜65	50〜65
75以上（歳）	50〜65	50〜65

*目標値の範囲に関しては、おおむねの値を示したものである。

利用可能炭水化物（単糖当量）*たっぷり食品

g／100g

食品名	成分量	食品名	成分量
八つ橋	99.5	しょうゆせんべい	88.4
黒砂糖	93.2	乾パン	81.1
パインアップル　砂糖漬	91.3	キャラメル	79.9
甘辛せんべい	90.9	ビーフン	79.9
コーンフレーク	89.9	マロングラッセ	78.8

*体内の酵素により消化・代謝できる炭水化物。そのエネルギー量を人体で主に利用できるブドウ糖量に換算した数値。

食物繊維　どれぐらいとればいいの？

（単位＝g/日）	目標量	
年齢	男性	女性
18〜29（歳）	21以上	18以上
30〜49（歳）	21以上	18以上
50〜64（歳）	21以上	18以上
65〜74（歳）	20以上	17以上
75以上（歳）	20以上	17以上

食物繊維（総量）たっぷり食品

g／100g

食品名	成分量	食品名	成分量
角寒天	74.1	ドライトマト	21.7
乾しいたけ　乾	41.0	切干しだいこん　乾	21.3
刻み昆布	39.1	らっきょう　生	20.7
かんぴょう　乾	30.1	えんどう　グリーンピース　揚げ豆	19.6
あらげきくらげ　油いため	28.6	そらまめ　フライビーンズ	14.9

*データの出典と、見方・表示のきまりはP129に掲載

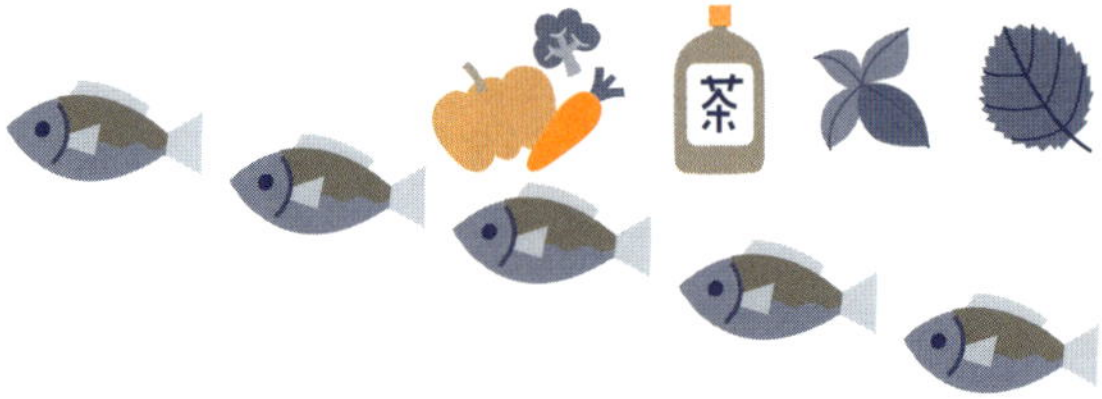

ビタミンD

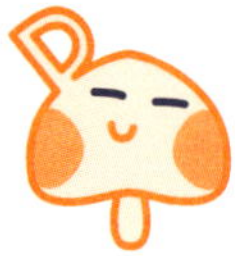

免疫力や骨を強くするのに欠かせません

- 腸や神経などに入り込んで、それぞれの組織のはたらきを調整
- カルシウムが吸収されるのを助けて骨や歯に届ける役割も
- きのこや魚介類に多く含まれている

»すい臓のβ細胞に直接作用してインスリン分泌にかかわっている
»カルシウムの吸収もインスリンのはたらきを助ける　»適度な日光浴で体内でも活性化
»不足すると「骨粗しょう症」にも　»摂取の基準値は単位＝μg ／日と微量だが重要

ビタミンD　どれぐらいとればいいの？

(単位=μg/日)	男性／女性	
年齢	目安量	耐容上限量
18〜29(歳)	8.5	100
30〜49(歳)	8.5	100
50〜64(歳)	8.5	100
65〜74(歳)	8.5	100
75以上(歳)	8.5	100

ビタミンDたっぷり食品

μg／100g

食品名	成分量	食品名	成分量
きくらげ　乾	85.4	まいたけ　乾	19.8
しらす干し　半乾燥品	61.0	うなぎ　かば焼	19.0
身欠きにしん	50.0	くろまぐろ　脂身　生	18.0
べにざけ　焼き	38.4	しまあじ　生	18.0
べにざけ　生	33.0	あゆ　焼き	17.4
ぼら　からすみ	33.0	いわし　かば焼　缶詰	17.0
かたくちいわし　田作り	30.0	にしん　かずのこ　塩蔵　水戻し	17.0
さけ　新巻き　焼き	25.3	うなぎ　白焼き	17.0
いかなご　つくだ煮	23.0	いさき　生	15.0
まいわし　フライ	21.3	まいわし　焼き	14.4
さんま　みりん干し	20.0	乾しいたけ　乾	12.7
いわし　味付け　缶詰	20.0	さわら　焼き	12.1

ビタミンK

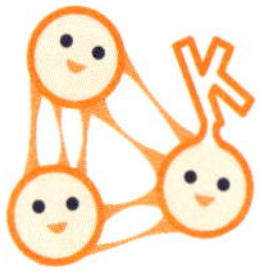

血栓ができないように血液の凝固バランスをとります

- 出血時には止血作用、ふだんは血液サラサラ作用がある
- 骨や歯からカルシウムが溶け出すのをおさえる
- 納豆や青物野菜、海藻などに多く含まれる

»適切にとると血糖値を下げ、インスリン作用を改善するというあたらしい研究結果も
»納豆などの発酵食品の微生物からも、植物食品の葉緑素からも吸収され体内ではたらく
»カルシウムといっしょにとると効果的　»摂取の基準値は単位＝μg ／日と微量だが重要

ビタミンK　どれぐらいとればいいの？

(単位=μg/日)	目安量
年齢	男性／女性
18〜29(歳)	150
30〜49(歳)	150
50〜64(歳)	150
65〜74(歳)	150
75以上(歳)	150

ビタミンK たっぷり食品

μg／100g

食品名	成分量	食品名	成分量
玉露　茶葉	4000	あしたば　茎葉　生	500
わかめ　カットわかめ　乾	1600	モロヘイヤ　茎葉　ゆで	450
紅茶　茶葉	1500	バジル　葉　生	440
青汁　ケール	1500	焼きのり	390
せん茶　茶葉	1400	あしたば　茎葉　ゆで	380
挽きわり納豆	930	かぶ　葉　ゆで	370
パセリ　葉　生	850	かぶ　漬物　塩漬　葉	360
しそ　葉　生	690	だいこん　葉　ゆで	340
味付けのり	650	サンチュ　葉　生	220
ほしひじき　鉄釜　乾	580	ふりかけ　たまご	220
ほうれんそう　葉　通年平均　油いため	510	ブロッコリー　電子レンジ調理	220

血糖値を下げるには栄養バランスが重要

DIET APPROACH RESET

ビタミンをどう食べる？

ビタミンA

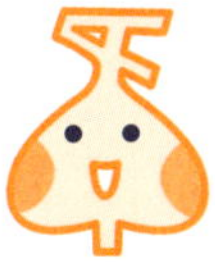

皮膚や粘膜を病原体から守る役割があります

- **活性酸素の発生をおさえる、抗酸化作用を持っている**
- **タンパク質とともに、のどや鼻などの粘膜・粘液をつくる**
- **視覚と視力を正常に保ち、暗がりに目を順応させるはたらきも**

»抗酸化作用で血管などを守り動脈硬化を防ぐ　»腸の粘膜をつくり消化吸収を助ける
»β-カロテンを脂質といっしょにとると、ビタミンAがつくられやすい
»日本ではビタミンAのほとんどをにんじんなどに含まれるβ-カロテンでまかなうので不足に注意

ビタミンA　どれぐらいとればいいの？

(単位=μgRAE/日)	推奨量*1, 2		耐容上限量*1, 3
年齢	男性	女性	男性／女性
18〜29(歳)	850	650	2,700
30〜49(歳)	900	700	2,700
50〜64(歳)	900	700	2,700
65〜74(歳)	850	700	2,700
75以上(歳)	800	650	2,700

＊1 ビタミンAの基準量は「レチノール活性当量(μgRAE)」という数値で策定されている。レチノールやβ-カロテンなどの物質の量で算出。
＊2 プロビタミンAカロテノイドを含む。
＊3 プロビタミンAカロテノイドを含まない。

ビタミンA(レチノール活性当量)たっぷり食品　μgRAE／100g

食品名	成分量	食品名	成分量
豚　スモークレバー	17000	にんじん　グラッセ	880
鶏　レバー　生	14000	くろまぐろ　赤身　生	840
あんこう　きも　生	8300	食塩不使用バター	800
うなぎ　きも　生	4400	パセリ　葉　生	620
抹茶	2400	モロヘイヤ　茎葉　ゆで	550
焼きのり	2300	バジル　葉　生	520
ほたるいか　ゆで	1900	ミニキャロット　根　生	500
ぎんだら　水煮	1800	鶏卵　卵黄　生	480
うなぎ　白焼き	1500	うずら卵　水煮　缶詰	480
うなぎ　かば焼	1500	あゆ　焼き	480
あなご　蒸し	890	鶏卵　卵黄　ゆで	450
しそ　葉　生	880	しゅんぎく　葉　ゆで	440

ビタミンE

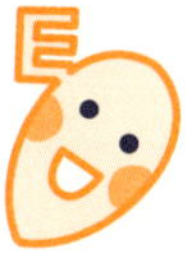

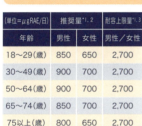

体内の脂質の酸化を防いで老化に抵抗します

- **抗酸化作用で血管や赤血球などの細胞膜を守る**
- **毛細血管を拡張させるはたらきで血行をよくする**
- **ビタミンCといっしょにとると効果が上がる**

»LDLコレステロールの酸化をおさえて動脈硬化を防ぐ　»皮膚の老化を抑制する
»抗酸化作用で疲労回復を助ける　»たらこなどの魚卵にも含まれる
»不足すると貧血だけでなく神経障害などを引き起こすこともあるので注意

ビタミンE　どれぐらいとればいいの？

(単位=mg/日)	男性		女性	
年齢	目安量	耐容上限量	目安量	耐容上限量
18〜29(歳)	6.0	850	5.0	650
30〜49(歳)	6.0	900	5.5	700
50〜64(歳)	7.0	850	6.0	700
65〜74(歳)	7.0	850	6.5	650
75以上(歳)	6.5	750	6.5	650

＊摂取基準は、α-トコフェロールについて算定した。

ビタミンE(α-トコフェロール)たっぷり食品　mg／100g

食品名	成分量	食品名	成分量
せん茶　茶葉	64.9	かき　くん製油漬　缶詰	9.5
サフラワー油　ハイリノール	27.1	青汁　ケール	9.4
アーモンド　フライ　味付け	22.2	ツナ　缶詰　油漬　フレーク　ホワイト	8.3
ドライトマト	18.4	あゆ　焼き	8.2
マヨネーズ　全卵型	13.1	たらこ　焼き	8.1
アーモンドチョコレート	11.3	オリーブ油	7.4
らっかせい　いり　小粒種	10.6	モロヘイヤ　茎葉　生	6.5
紅茶　茶葉	9.8	めかじき　焼き	6.1
ぼら　からすみ	9.7	たいせいようさけ　皮なし　ソテー	6.0

＊データの出典と、見方・表示のきまりはP129に掲載

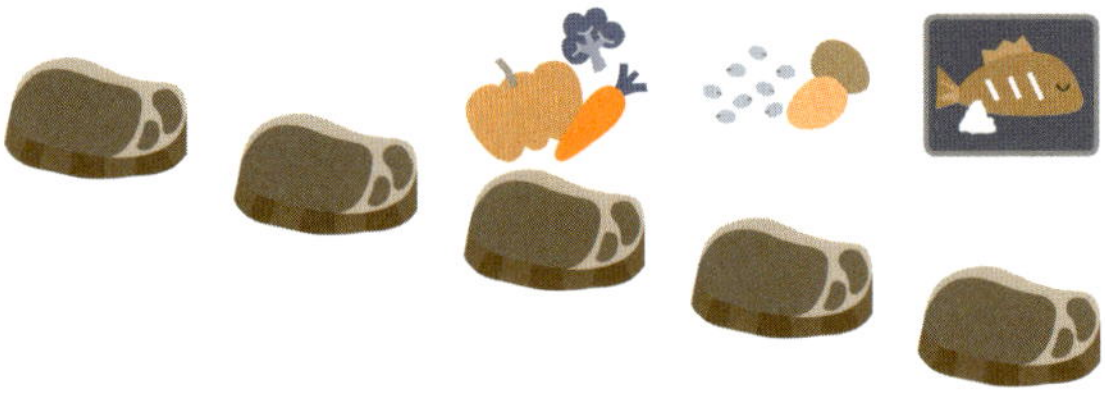

ビタミンB_2

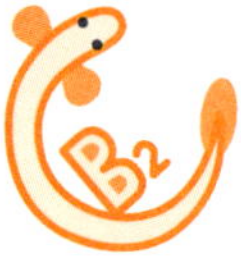

脂質をエネルギーに変えるために不可欠です

- 体内の過酸化脂質を分解・排出する
- 糖質・タンパク質をエネルギーに変えるのも助ける
- ビタミンCといっしょにとると効果が上がる

»脂質があたらしい細胞をつくるのを促進　»皮膚・髪の毛などの細胞の新陳代謝に役立つ
»体内に貯蔵できないので毎日の補給が必要　»レバーやお茶などに多く含まれる
»ビタミンB群は助け合って糖質などの代謝を促進するのでバランスよくとる

ビタミンB_2　どれぐらいとればいいの？

(単位=mg/日)	推奨量	
年齢	男性	女性
18～29(歳)	1.6	1.2
30～49(歳)	1.6	1.2
50～64(歳)	1.5	1.2
65～74(歳)	1.5	1.2
75以上(歳)	1.3	1.0

＊身体活動レベルⅡ(P131)の推定エネルギー必要量を用いて算定した。

ビタミンB_2たっぷり食品　mg／100g

食品名	成分量
即席みそ　粉末タイプ	2.6
焼きのり	2.3
鶏　レバー　生	1.8
パプリカ　粉	1.8
豚　レバーペースト	1.5
せん茶	1.4
乾しいたけ　乾	1.4
キャビア　塩蔵品	1.3
玉露　茶葉	1.2
アーモンド　フライ　味付け	1.1
ぼら　からすみ	0.9
青汁　ケール	0.8

食品名	成分量
うなぎ　きも　生	0.8
うなぎ　かば焼	0.7
うずら卵　全卵　生	0.7
うに　粒うに	0.7
アーモンドチョコレート	0.6
すじこ	0.6
魚肉ソーセージ	0.6
塩さば	0.6
しじみ　水煮	0.6
ずわいがに　ゆで	0.6
かつお削り節	0.6
糸引き納豆	0.6

ビタミンB_{12}

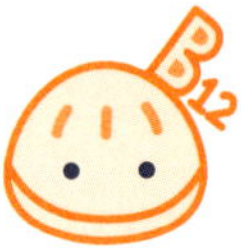

赤血球産生や細胞の修復に役立ちます

- 全身に酸素を運ぶ赤血球づくりを助けて貧血を防ぐ
- 傷ついた脳の神経細胞膜を修復するのを助ける
- 糖尿病患者では欠乏しやすいので要注意

»同じビタミンB群の葉酸とともに動脈硬化を防ぐ　»胃腸に不調があると吸収が悪くなる
»植物性食品には少ないので魚介類などで補給　»摂取の基準値は単位＝μg／日と微量だが重要
»ビタミンB群は助け合って糖質などの代謝を促進するのでバランスよくとる

ビタミンB_{12}　どれぐらいとればいいの？

(単位＝μg/日)	推奨量
年齢	男性／女性
18～29(歳)	2.4
30～49(歳)	2.4
50～64(歳)	2.4
65～74(歳)	2.4
75以上(歳)	2.4

ビタミンB_{12}たっぷり食品　μg／100g

食品名	成分量
しじみ　水煮	81.6
あさり　缶詰　水煮	63.8
あかがい　生	59.2
味付けのり	58.1
すじこ	53.9
あさり　生	52.4
ほっきがい　生	47.5
イクラ	47.3
鶏　レバー　生	44.4
かたくちいわし　煮干し	41.3
はまぐり　焼き	33.4

食品名	成分量
かき　フライ	30.0
かき　水煮	24.0
まさば　水煮	19.0
ほたてがい　水煮	18.0
ごまさば　焼き	16.7
さんま　皮つき　焼き	16.3
たたみいわし	15.6
さんま　皮なし　刺身	15.2
アンチョビ缶詰	14.5
むろあじ　焼き	12.9
めざし　焼き	12.8

血糖値を下げるには栄養バランスが重要

DIET APPROACH RESET

ビタミンB群をどう食べる？

ビタミンB_1

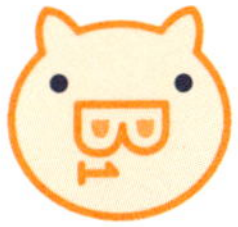

糖質をエネルギーに変える重要な役割です

- **糖質とりすぎの人はより多く補給する必要あり**
- **ブドウ糖をエネルギーに変えて脳や神経のはたらきを正常に**
- **皮膚や粘膜の状態をいきいき保つ**

»脳神経系の伝達物質の合成に不可欠　»疲労物質の乳酸をエネルギーに変えて回復させる
»体内に貯蔵できないので毎日の補給が必要　»不足すると記憶力が落ちることも
»ビタミンB群は助け合って糖質などの代謝を促進するのでバランスよくとる

ビタミンB_1　どれぐらいとればいいの？

(単位=mg/日)	推奨量	
年齢	男性	女性
18～29(歳)	1.4	1.1
30～49(歳)	1.4	1.1
50～64(歳)	1.3	1.1
65～74(歳)	1.3	1.1
75以上(歳)	1.2	0.9

＊身体活動レベルII(P131)の推定エネルギー必要量を用いて算定した。

ビタミンB_1たっぷり食品

mg／100g

食品名	成分量
豚肉　ヒレ　赤肉　焼き	2.1
ひまわり　フライ　味付け	1.7
豚肉　もも　皮下脂肪なし　焼き	1.2
豚肉　ヒレ　赤肉　とんかつ	1.1
ごま　乾	1.0
豚肉　ひき肉　焼き	0.9
ボンレスハム	0.9
豚肉　ロース　脂身つき　焼き	0.9
ロースハム　焼き	0.9
焼き豚	0.9
らっかせい　乾　小粒種	0.9
豚肉　もも　皮下脂肪なし　ゆで	0.8

食品名	成分量
りしり昆布　素干し	0.8
たらこ　焼き	0.8
うなぎ　かば焼	0.8
豚肉　ロース　脂身つき　とんかつ	0.8
焼きのり	0.7
ドライトマト	0.7
豚肉　ドライソーセージ	0.6
ロースハム　ゆで	0.6
味付けのり	0.6
抹茶	0.6
ショルダーベーコン	0.6
豚肉　ばら　脂身つき　焼き	0.6

ビタミンB_6

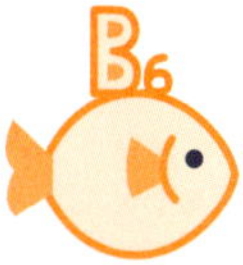

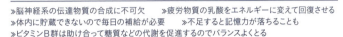

タンパク質を分解・再合成するのに必須です

- **タンパク質再合成に必要なアミノ酸をつくるのを助ける**
- **インスリン抵抗性を改善するという研究報告も**
- **脂質をエネルギーに変えるためにもはたらく**

»脳神経系の伝達物質の合成に不可欠　»特にGABAが合成されるとリラックス効果が
»肝臓にたまった脂肪も処理してくれる　»食物繊維で腸を整えると吸収がよくなる
»ビタミンB群は助け合って糖質などの代謝を促進するのでバランスよくとる

ビタミンB_6　どれぐらいとればいいの？

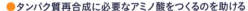

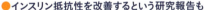

(単位=mg/日)	男性		女性	
年齢	推奨量	耐容上限量*1	推奨量	耐容上限量*1
18～29(歳)	1.4	55	1.1	45
30～49(歳)	1.4	60	1.1	45
50～64(歳)	1.4	55	1.1	45
65～74(歳)	1.4	50	1.1	40
75以上(歳)	1.4	50	1.1	40

＊摂取基準は、たんぱく質の推奨量を用いて算定した。
＊1 ピリドキシンの重量として示した。

ビタミンB_6たっぷり食品

mg／100g

食品名	成分量
にんにく　りん茎　油いため	1.8
かぶ　漬物　塩漬　葉	1.1
みなみまぐろ　赤身　生	1.1
抹茶	1.0
びんながまぐろ　生	0.9
酒かす	0.9
くろまぐろ　赤身　生	0.9
かつお　秋獲り　生	0.8
豚肉　ヒレ　赤肉　焼き	0.8
めばちまぐろ　赤身　生	0.8
まいわし　丸干し	0.7

食品名	成分量
ブロッコリー　焼き	0.7
若鶏肉　むね　皮なし　焼き	0.7
若鶏肉　ささみ　ソテー	0.7
きはだまぐろ　生	0.6
ごま　いり	0.6
若鶏肉　ささ身　ゆで	0.6
若鶏肉　むね　皮つき　焼き	0.6
さんま　皮なし　刺身	0.6
まだい　皮なし　刺身	0.6
かんぱち　背側　生	0.6
ごまさば　焼き	0.6

＊データの出典と、見方・表示のきまりはP129に掲載

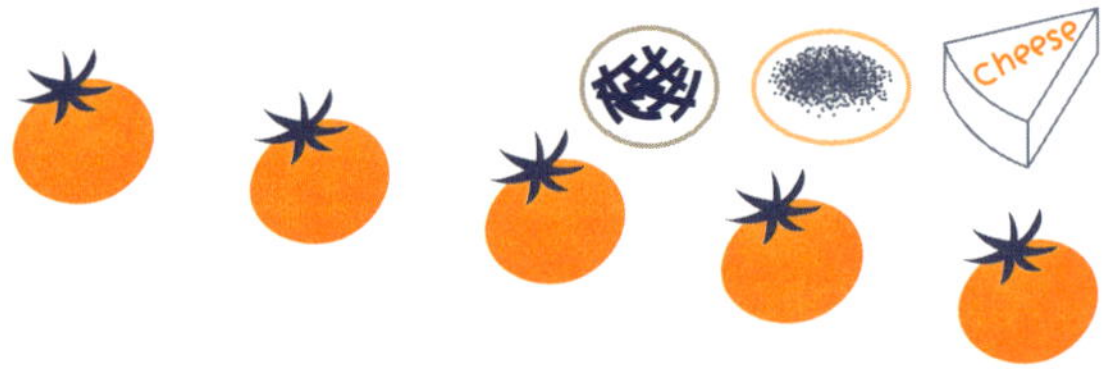

カリウム

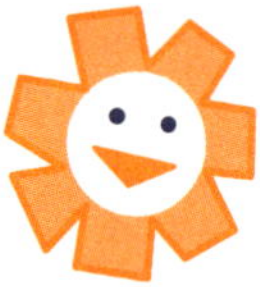

カラダの正常なはたらきを調節します

- 水分とナトリウムのバランスを安定させる
- 多くの酵素を活性化させてエネルギー代謝を活発化
- 筋肉細胞を動かすシグナルを出すサポートも

»細胞膜でナトリウムとともに水分の増減を調節　»不足すると代謝が落ちて血糖値が上がりがち
»神経伝達物質がはたらくスイッチを入れる　»水分とりすぎで排出されすぎて不足することも
»ミネラルはそれぞれ日本人に慢性的に不足しがちなので特に注意が必要

カリウム　どれぐらいとればいいの?

(単位=mg/日)	男性		女性	
年齢	目安量	目標量	目安量	目標量
18～29(歳)	2,500	3,000以上	2,000	2,600以上
30～49(歳)	2,500	3,000以上	2,000	2,600以上
50～64(歳)	2,500	3,000以上	2,000	2,600以上
65～74(歳)	2,500	3,000以上	2,000	2,600以上
75以上(歳)	2,500	3,000以上	2,000	2,600以上

カリウムたっぷり食品　mg／100g

食品名	成分量
刻み昆布	8200
ほしひじき　鉄釜　乾	6400
りしり昆布　素干し	5300
削り昆布	4800
インスタントコーヒー	3600
切干しだいこん　乾	3500
ドライトマト	3200
ピュアココア	2800
玉露茶	2800
味付けのり	2700
抹茶	2700
焼きのり	2400

食品名	成分量
青汁　ケール	2300
乾しいたけ　乾	2100
かんぴょう　乾	1800
塩昆布	1800
干しだら	1600
かたくちいわし　田作り	1600
こしょう　黒　粉	1300
バナナ　乾	1300
あんず　乾	1300
さくらえび　素干し	1200
わさび　粉　からし粉入り	1200
かたくちいわし　煮干し	1200

マグネシウム

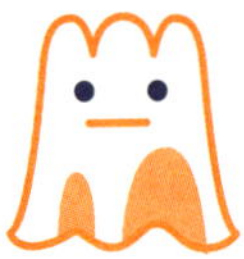

骨や歯をつくり酵素の反応を支えます

- 骨や歯にカルシウムを定着させ筋肉のはたらきも調節
- 酵素をサポートして糖質をエネルギーに変えるのを促進
- インスリンのはたらきを正常化するという研究報告も

»心臓の筋肉の正常なはたらきにも不可欠　»カルシウムとのバランスも重要
»食生活バランス全体でも特に不足しないよう注意　»飲酒やストレスで吸収が悪くなることも
»ミネラルはそれぞれ日本人に慢性的に不足しがちなので特に注意が必要

マグネシウム　どれぐらいとればいいの?

(単位=mg/日)	男性	女性
年齢	推奨量	推奨量
18～29(歳)	340	270
30～49(歳)	370	290
50～64(歳)	370	290
65～74(歳)	350	280
75以上(歳)	320	260

*通常の食品以外からの摂取量の耐容上限量は、成人の場合350mg/日。

マグネシウムたっぷり食品　mg／100g

食品名	成分量
あおさ　素干し	3200
刻み昆布	720
がごめ昆布　素干し	660
ほしひじき　鉄釜　乾	640
りしり昆布　素干し	540
干しえび	520
わかめ　カットわかめ　乾	460
ピュアココア	440
インスタントコーヒー	410
ごま　いり	360
ごま　ねり	340

食品名	成分量
さくらえび　素干し	310
焼きのり	300
味付けのり	290
アーモンド　フライ　味付け	270
さくらえび　煮干し	260
カシューナッツ　フライ　味付け	240
かたくちいわし　煮干し	230
湯葉　干し　乾	220
せん茶	200
らっかせい　いり　大粒種	200

血糖値を下げるには栄養バランスが重要

DIET APPROACH RESET

ビタミンCとミネラルをどう食べる?

ビタミンC

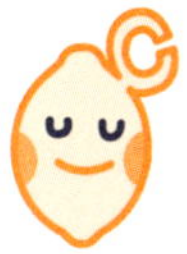

細胞の組織をつなぐコラーゲンをつくります

- 抗酸化作用が強く動脈硬化を防ぎ血管を健康に
- 血流を整え免疫力を高めてウイルスの侵入を予防
- 抗ストレスホルモンをつくる原料としてメンタルも健康に

»LDLコレステロールの酸化を防ぐ役割は特に大切　»不足すると貧血や毛細血管の劣化も
»タバコを吸う人は特に不足しやすいので補給が必要　»排出が早いのでこまめにとること
»熱に弱く調理によって壊れやすいので、とり方には工夫をする

ビタミンC　どれぐらいとればいいの?

(単位=mg/日)	推奨量
年齢	男性／女性
18～29(歳)	100
30～49(歳)	100
50～64(歳)	100
65～74(歳)	100
75以上(歳)	100

*摂取基準はL-アスコルビン酸の重量として示した。

ビタミンCたっぷり食品

mg／100g

食品名	成分量
アセロラ　酸味種　生	1700
せん茶　茶葉	260
グァバ　赤肉種　生	220
焼きのり	210
赤ピーマン　油いため	180
ブロッコリー　電子レンジ調理	140
キウイフルーツ　黄肉種　生	140
アセロラ　10%果汁入り飲料	120
なずな　葉　生	110
めキャベツ　結球葉　ゆで	110
レモン　全果　生	100
なす　からし漬	87

食品名	成分量
からしな　塩漬	80
青ピーマン　油いため	79
からしめんたいこ	76
わさび　根茎　生	75
甘がき　生	70
レッドキャベツ　結球葉　生	68
ルッコラ　葉　生	66
モロヘイヤ　茎葉　生	65
いちご　生	62
みずな　葉　生	55
レモン　果汁　生	50
ししとう　油いため	49

カルシウム

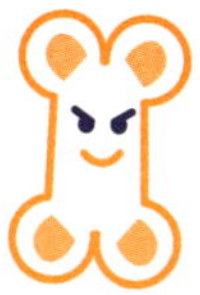

骨や歯をつくり貯蔵されて活躍します

- 体内のカルシウムの99%は骨や歯の中にためられている
- インスリン分泌のスイッチを入れる重要な役割も
- 筋肉・内臓の動きをスムーズにするサポート役

»血液中をめぐってさまざまな組織を動かすのを助ける　»ビタミンDとコンビではたらく
»神経伝達物質がはたらくスイッチを入れる　»閉経後の女性は特に不足しがちなので注意
»ミネラルはそれぞれ日本人に慢性的に不足しがちなので特に注意が必要

カルシウム　どれぐらいとればいいの?

(単位=mg/日)	推奨量		耐容上限量
年齢	男性	女性	男性／女性
18～29(歳)	800	650	2,500
30～49(歳)	750	650	2,500
50～64(歳)	750	650	2,500
65～74(歳)	750	650	2,500
75以上(歳)	700	600	2,500

カルシウムたっぷり食品

mg／100g

食品名	成分量
干しえび	7100
かたくちいわし　田作り	2500
かたくちいわし　煮干し	2200
さくらえび　素干し	2000
ナチュラルチーズ　パルメザン	1300
豆類　えんどう　塩豆	1300
ごま　いり	1200
青汁　ケール	1200
ほしひじき　鉄釜　乾	1000
わかさぎ　つくだ煮	970
たたみいわし	970

食品名	成分量
まあじ　小型　骨つき　から揚げ	900
わかめ　カットわかめ　乾	870
りしりこんぶ　素干し	760
ナチュラルチーズ　チェダー	740
うるめいわし　丸干し	570
しらす干し　半乾燥品	520
切干しだいこん　乾	500
あみ　つくだ煮	490
紅茶　茶葉	470
あゆ　焼き	450
せん茶	450

*データの出典と、見方・表示のきまりはP129に掲載

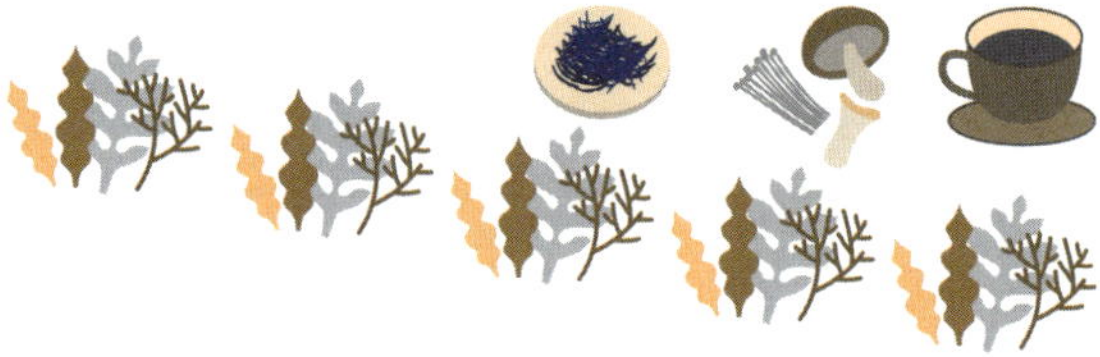

鉄

赤血球の原料をつくり全身を支えます

- 赤血球のヘモグロビンをつくるのに不可欠な原料
- 筋肉内では血液から酸素をとり込むのをサポート
- 肝臓内で解毒する酵素をつくるはたらきも

»体内では「ヘム鉄」として60 ～ 70%がヘモグロビン内に　»不足は貧血に直結するので要注意
»不足すると貧血がインスリン分泌にも悪影響　»エネルギー代謝停滞で血糖値を上げることも
»ミネラルはそれぞれ日本人に慢性的に不足しがちなので特に注意が必要

鉄　どれぐらいとればいいの?

(単位=mg/日)	推奨量			耐容上限量	
年齢	男性	女性		男性	女性
		月経なし	月経あり		
18～29(歳)	7.5	6.5	10.5	50	40
30～49(歳)	7.5	6.5	10.5	50	40
50～64(歳)	7.5	6.5	11.0	50	40
65～74(歳)	7.5	6.0	—	50	40
75以上(歳)	7.0	6.0	—	50	40

鉄たっぷり食品

mg／100g

食品名	成分量
赤こんにゃく	78.5
ほしひじき　鉄釜　乾	58.2
きくらげ　乾	35.2
あわび　塩辛	33.9
あさり　缶詰　水煮	29.7
せん茶	20.0
あさり　つくだ煮	18.8
かたくちいわし　煮干し	18.0
紅茶	17.0
干しえび	15.1
ピュアココア	14.0
焼きのり	11.4

食品名	成分量
ほたるいか　くん製	10.0
玉露茶	10.0
鶏　レバー　生	9.0
かつお削り節	9.0
刻み昆布	8.6
味付けのり	8.2
豚　レバーペースト	7.7
パセリ　葉　生	7.5
そらまめ　フライビーンズ	7.5
凍り豆腐　乾	7.5
はまぐり　つくだ煮	7.2
あみ　つくだ煮	7.1

クロム

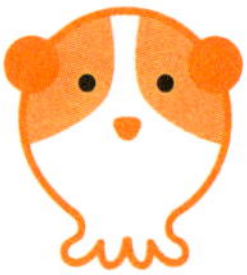

インスリンの正常なはたらきをサポートします

- インスリンの作用を高める成分の原料としてはたらく
- 糖質をエネルギーに変えるはたらきをサポート
- コレステロールをエネルギーに変えるはたらきも

»動脈硬化や高血圧を防ぐ役割も　»さまざまなホルモンの合成にかかわる
»亜鉛とコンビではたらくので摂取バランスに注意　»海藻や種実などに多く含まれる
»摂取の基準値は単位＝μg ／日と微量だが血糖値コントロールには特に重要

クロム　どれぐらいとればいいの?

(単位=μg/日)	目安量	耐容上限量
年齢	男性／女性	
18～29(歳)	10	500
30～49(歳)	10	500
50～64(歳)	10	500
65～74(歳)	10	500
75以上(歳)	10	500

クロムたっぷり食品

μg／100g

食品名	成分量
あおさ　素干し	160
アサイー　冷凍　無糖	60
うめ　梅干し　塩漬	37
ミルクチョコレート	24
わかめ　カットわかめ　乾	19
紅茶　茶葉	18
キムチの素	18
まつたけ　生	14
昆布茶	13
あずき　あん　さらしあん	13
青汁　ケール	12

食品名	成分量
ロースハム	12
ドライトマト	11
ぶどう 果実飲料 ストレートジュース	9
がんもどき	8
ほうれんそう　葉　冷凍　油いため	7
テンメンジャン	7
まさば　水煮	6
アーモンド　フライ　味付け	6
ぎんなん　ゆで	5
緑豆はるさめ　乾	5
かんぴょう　乾	5

血糖値を下げるには栄養バランスが重要

DIET APPROACH RESET

ミネラルをどう食べる?

リン

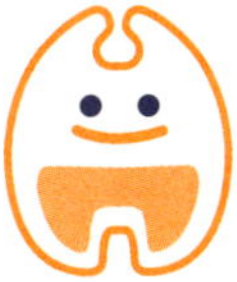

骨・歯や細胞をつくるために不可欠です

- タンパク質・脂質・糖質のエネルギー変換に不可欠
- 脳の細胞膜やＤＮＡをつくる原料としても欠かせない
- 体内のあらゆる細胞に「リン脂質」として存在

»神経や筋肉の機能を正常に保つ役割も
»骨や歯の原料になるにはカルシウムと結合
»ふつうの食生活なら不足の心配は少ない
»食品添加物によく含まれているのでとりすぎに注意
»とりすぎが長期になるとホルモン分泌に異常が起きて腎不全につながることも

リン　どれぐらいとればいいの?

(単位=mg/日)	目安量		耐容上限量
年齢	男性	女性	男性／女性
18～29(歳)	1,000	800	3,000
30～49(歳)	1,000	800	3,000
50～64(歳)	1,000	800	3,000
65～74(歳)	1,000	800	3,000
75以上(歳)	1,000	800	3,000

リンたっぷり食品

mg／100g

食品名	成分量
かたくちいわし　田作り	2300
かたくちいわし　煮干し	1500
たたみいわし	1400
さくらえび　素干し	1200
するめ	1100
干しえび	990
うるめいわし　丸干し	910
ナチュラルチーズ　パルメザン	850
ひまわり　フライ　味付け	830
凍り豆腐　乾	820
いかなご　つくだ煮	820
わかさぎ　つくだ煮	780

食品名	成分量
味付けのり	710
まあじ　小型　骨付き　から揚げ	700
焼きのり	700
ブラジルナッツ　フライ　味付け	680
ごま　ねり	670
ピュアココア	660
ほたるいか　くん製	650
チーズスプレッド	620
ほたてがい　貝柱　煮干し	610
湯葉　干し　乾	600
鶏卵　卵黄　生	570
ししゃも　生干し　焼き	540

亜鉛

タンパク質・ホルモンの合成に役立ちます

- タンパク質をつくるための酵素の原料となる
- インスリンをつくり分泌する重要な成分
- 他のホルモンの合成にも欠かせない役割が

»不足するとインスリン分泌が過剰になり蓄えが不足
»肝臓でアルコール分解酵素を助ける
»味覚が正常にはたらくのを保つ
»不足すると髪の毛に枝毛・切れ毛ができることも
»魚介類や肉に多く含まれる
»高血糖の人は特に不足に注意が必要

亜鉛　どれぐらいとればいいの?

(単位=mg/日)	推奨量		耐容上限量	
年齢	男性	女性	男性	女性
18～29(歳)	11	8	40	35
30～49(歳)	11	8	45	35
50～64(歳)	11	8	45	35
65～74(歳)	11	8	40	35
75以上(歳)	10	8	40	30

亜鉛たっぷり食品

mg／100g

食品名	成分量
かき　くん製油漬　缶詰	25.4
かき　水煮	18.3
かき　生	14.5
かき　フライ	11.9
ぼら　からすみ	9.3
ビーフジャーキー	8.8
牛肉　ひき肉　焼き	7.6
輸入牛肉　もも　皮下脂肪なし　ゆで	7.5
かたくちいわし　煮干し	7.2
ピュアココア	7.0
輸入牛肉　もも　皮下脂肪なし　焼き	6.6

食品名	成分量
たたみいわし	6.6
和牛肉　もも　皮下脂肪なし　ゆで	6.4
たらばがに　水煮　缶詰	6.3
輸入牛肉　リブロース　脂身つき　焼き	6.3
和牛肉　もも　皮下脂肪なし　焼き	6.3
ほたてがい　貝柱　煮干し	6.1
カシューナッツ　フライ　味付け	5.4
するめ	5.4
ひまわり　フライ　味付け	5.0
ラム肉　かた　脂身つき　生	5.0
さくらえび　素干し	4.9

＊データの出典と、見方・表示のきまりはP129に掲載

間食にちょくちょく口にするちょっと要注意な食品【お菓子・ドリンク・果物】

食品名〈分量の目安〉	分量	糖質	カロリー	タンパク質	脂質	食物繊維	塩分
アイスクリーム　普通脂肪〈1個〉	100g	23.2g	180kcal	3.9g	8.0g	0.0g	0.3g
ソフトクリーム〈1個〉	100g	20.1g	146kcal	3.8g	5.6g	0.0g	0.2g
シュークリーム〈1個〉	80g	20.2g	182kcal	4.8g	9.0g	0.2g	0.2g
レアチーズケーキ〈1切〉	60g	13.0g	218kcal	3.5g	16.8g	—	0.3g
ホットケーキ〈1枚〉	50g	22.1g	131kcal	3.9g	2.7g	0.6g	0.4g
メープルシロップ〈大さじ1杯〉	20g	12.4g	51kcal	0.0g	0.0g	0.0g	0.0g
カスタードプリン	100g	14.3g	126kcal	5.5g	5.0g	—	0.2g
コーヒーゼリー	100g	10.4g	48kcal	1.6g	0.0g	—	0.0g
大福もち〈1個〉	100g	50.3g	235kcal	4.8g	0.5g	2.5g	0.1g
蒸しまんじゅう〈1個〉	50g	28.2g	130kcal	2.5g	0.2g	1.5g	0.1g
しょうゆせんべい〈2枚〉	20g	16.5g	75kcal	1.6g	0.2g	0.2g	0.4g
ミルクチョコレート〈1枚〉	60g	31.1g	335kcal	4.1g	20.5g	2.3g	0.1g
天津甘栗　身のみ〈1袋〉	200g	80.0g	444kcal	9.8g	1.8g	17g	0.0g
ポテトチップス〈1袋〉	80g	40.4g	443kcal	3.8g	28.2g	3.4g	0.8g
ポップコーン〈1人分〉	10g	5.0g	48kcal	1.0g	2.3g	0.9g	0.1g
タピオカパール　ゆで〈タピオカティー1杯分〉	70g	10.6g	43kcal	0.0g	—	0.1g	0.0g
コーラ〈1缶〉	350g	42.7g	161kcal	0.4g	—	—	0.0g
コーヒー	100g	0.7g	4kcal	0.2g	—	—	0.0g
ピュアココア	100g	18.5g	271kcal	18.5g	21.6g	23.9g	0.0g
スポーツドリンク	100g	5.1g	21kcal	0.0g	—	—	0.1g
ノンアルコールビール	350g	4.2g	18kcal	0.4g	—	—	0.0g
せん茶	100g	0.2g	2kcal	0.2g	0.0g	—	0.0g
紅茶	100g	0.1g	1kcal	0.1g	0.0g	—	0.0g
普通牛乳	100g	4.8g	67kcal	3.3g	3.8g	0.0g	0.1g
調製豆乳〈1パック〉	150g	6.8g	96kcal	4.8g	5.4g	0.5g	0.2g
青汁（ケール）	100g	42.2g	375kcal	13.8g	4.4g	28g	0.6g
ヨーグルドリンク　加糖	100g	12.2g	65kcal	2.9g	0.5g	0.0g	0.1g
ヨーグルト　低脂肪無糖	100g	5.2g	45kcal	3.7g	1.0g	0.0g	0.1g
いちご　生〈1個〉	35g	2.5g	12kcal	0.3g	0.0g	0.5g	0.0g
みかん（うんしゅうみかん）　生〈1個〉	100g	11.0g	46kcal	0.7g	0.1g	1.0g	0.0g
バナナ　生〈1本〉	200g	42.8g	172kcal	2.2g	0.4g	2.2g	0.0g
もも　生〈1個〉	250g	22.3g	100kcal	1.5g	0.3g	3.3g	0.0g
ブルーベリー　生	50g	4.8g	25kcal	0.3g	0.1g	1.7g	0.0g

＊成分量の「0.0g」は、推定値または微量であること、「—」は未測定であることを示します。

血糖値を下げるリセット食材を選ぼう

DIET APPROACH RESET

外食やテイクアウトが多い生活の方は、特に食材の糖質量に注意が必要です。また、血糖値を下げるには自分の手づくり食品をふやすことも、あたらしい選択肢となるでしょう。5つのテーマでまとめたこの「糖質量気になるデータ」には、タンパク質や食物繊維など、ほかの成分も表示されていますので、食生活の栄養リセットの参考に、ぜひご活用ください。

▶食べすぎ飲みすぎ要注意のテーブルの主役たち【ごはん・パン・めん・お酒・おつまみ】

食品名〈分量の目安〉	分量	糖質	カロリー	タンパク質	脂質	食物繊維	塩分
精白米ごはん〈1膳〉	180g	68.6g	302kcal	4.5g	0.5g	2.7g	0.0g
玄米ごはん〈1膳〉	180g	63.2g	297kcal	5.0g	1.8g	2.5g	0.0g
五穀ごはん〈1膳〉	180g	117.4g	643kcal	22.7g	5.0g	9.2g	0.0g
食パン〈6切り1枚〉	60g	28.9g	156kcal	5.3g	2.5g	2.5g	0.7g
ライ麦パン〈6切り1枚〉	60g	28.3g	158kcal	5.0g	1.3g	3.4g	0.7g
クロワッサン〈1個〉	40g	16.8g	179kcal	3.2g	10.7g	0.7g	0.5g
あんパン〈1個〉	100g	47.5g	280kcal	7.9g	5.3g	2.7g	0.7g
うどん　ゆで〈1人分〉	200g	41.6g	210kcal	5.2g	0.8g	1.6g	0.6g
そば　ゆで〈1人分〉	200g	48.0g	264kcal	9.6g	2.0g	4.0g	0.0g
中華めん　ゆで〈1人分〉	200g	55.4g	298kcal	9.8g	1.2g	2.6g	0.4g
カップラーメン　フライめん・調味料含む〈1個〉	95g	51.9g	426kcal	10.2g	18.7g	2.2g	6.6g
カップうどん　フライめん・調味料含む〈1個〉	95g	52.0g	428kcal	10.4g	19.1g	1.8g	6.6g
マカロニ・スパゲッティ　ゆで〈1人前〉	200g	62.6g	334kcal	11.6g	1.8g	6.0g	2.4g
ビール　淡色〈1缶〉	350g	10.9g	140kcal	1.1g	0.0g	0.0g	0.0g
清酒　純米吟醸酒〈1合〉	180g	7.4g	185kcal	0.7g	0.0g	0.0g	0.0g
白ワイン〈1合〉	180g	2.0g	131kcal	0.2g	—	—	0.0g
赤ワイン〈1合〉	180g	0.4g	131kcal	0.4g	—	—	0.0g
焼酎〈1合〉	175g	0.0g	256kcal	0.0g	0.0g	0.0g	—
ウイスキー〈1合〉	170g	0.0g	403kcal	0.0g	0.0g	0.0g	0.0g
バターピーナッツ〈大・1袋〉	100g	8.9g	601kcal	23.3g	53.2g	9.5g	0.3g
えだまめ　ゆで	50g	2.2g	67kcal	5.8g	3.1g	2.3g	0.0g
フライドポテト〈Lサイズ1人分〉	170g	49.8g	403kcal	4.9g	18.0g	5.3g	0.0g
生しいたけ　天ぷら〈5個〉	20g	2.9g	42kcal	0.7g	2.8g	0.9g	0.0g
えび天ぷら　バナメイエビ〈1本〉	30g	1.7g	60kcal	6.0g	3.1g	0.3g	0.1g
ロースハム　カツ〈1枚〉	50g	0.6g	220kcal	8.7g	16.2g	0.0g	1.1g
いか塩辛〈1パック〉	100g	6.5g	117kcal	15.2g	3.4g	0.0g	6.9g

＊データはすべて「日本食品標準成分表2015年版（七訂）」より／見方・表示のきまりはP129に掲載

▶食材のあたらしい選択力を身につけましょう【海藻・きのこ・缶詰・魚介・冷凍食品など】

食品名〈分量の目安〉	分量	糖質	カロリー	タンパク質	脂質	食物繊維	塩分
カットわかめ　乾〈小皿1杯〉	10g	0.3g	14kcal	1.8g	0.4g	3.9g	2.4g
ひじき　油いため〈小皿1杯〉	30g	0.0g	15kcal	0.2g	1.4g	1.4g	0.1g
えのきたけ　油いため〈1/4株〉	50g	2.1g	29kcal	1.5g	2.0g	2.3g	0.0g
まいたけ　油いため〈1/2パック〉	50g	1.1g	28kcal	1.3g	2.2g	2.4g	0.0g
しらたきこんにゃく	100g	—	6kcal	0.2g	—	2.9g	0.0g
緑豆はるさめ　ゆで〈サラダ1人分〉	20g	3.8g	17kcal	—	0.0g	0.3g	0.0g
木綿豆腐〈1丁〉	400g	3.2g	320kcal	28g	19.6g	4.4g	0.0g
油揚げ　ゆで　油抜き処理〈1枚〉	50g	0.1g	89kcal	6.2g	6.9g	0.3g	0.0g
アボカド　生〈1個〉	170g	1.5g	318kcal	4.3g	31.8g	9.0g	0.0g
スイートコーン　缶詰　ホール汁なし	100g	13.9g	82kcal	2.3g	0.5g	3.3g	0.5g
さば　水煮　缶詰〈1缶〉固形物のみ	100g	0.2g	190kcal	20.9g	10.7g	0.0g	0.9g
ツナ　缶詰　油漬　フレーク　ライト〈1缶〉	70g	0.1g	187kcal	12.4g	15.2g	0.0g	0.6g
ずわいがに　缶詰〈1缶〉固形物のみ	55g	0.1g	40kcal	9g	0.2g	0.0g	0.9g
卵　ゆで〈Mサイズ1個〉	50g	0.2g	78kcal	6.6g	5.2g	0.0g	0.2g
厚焼きたまご〈Mサイズ1個調理〉	70g	4.5g	106kcal	7.6g	6.4g	0.0g	0.8g
本まぐろ　赤身　生	100g	0.1g	125kcal	26.4g	1.4g	0.0g	0.1g
あまえび　生	100g	0.1g	98kcal	19.8g	1.5g	0.0g	0.8g
するめいか　刺身〈1切〉	30g	0.0g	26kcal	5.6g	0.2g	0.0g	0.2g
まだこ　ゆで	100g	0.1g	99kcal	21.7g	0.7g	0.0g	0.6g
まあじ　開き干し　焼き〈1尾〉	150g	0.2g	330kcal	36.9g	18.5g	0.0g	3.0g
ほっけ　開き干し　焼き〈1尾〉	200g	0.4g	400kcal	46.2g	21.8g	0.0g	4.0g
さんま　皮つき　焼き〈1尾〉	150g	0.3g	470kcal	35.0g	34.2g	0.0g	0.5g
塩ざけ〈1切〉	50g	0.1g	100kcal	11.2g	5.6g	0.0g	0.9g
塩さば〈1切〉	70g	0.1g	204kcal	18.3g	13.4g	0.0g	1.3g
うなぎ　かば焼〈1尾〉	150g	4.7g	440kcal	34.5g	31.5g	0.0g	2.0g
焼き竹輪〈1パック5本〉	100g	13.5g	121kcal	12.2g	2.0g	0.0g	2.1g
はんぺん〈1枚〉	70g	8.0g	66kcal	6.9g	0.7g	0.0g	1.1g
ぎょうざ　冷凍〈10個〉	170g	40.5g	335kcal	12.1g	13.8g	—	2.0g
しゅうまい　冷凍〈12個〉	170g	32.8g	366kcal	15.8g	19.0g	—	2.2g
ハンバーグ　冷凍　糖質12.3と表示	100g	12.3g	223kcal	13.3g	13.4g	—	1.2g
ポテトコロッケ　フライ済み　冷凍〈小1個〉	30g	7.7g	84kcal	1.4g	5.3g	—	0.2g
えびフライ　フライ済み　冷凍〈小1個〉	15g	2.7g	44kcal	1.4g	3.0g	—	0.1g
白身魚フライ　フライ済み　冷凍〈小1個〉	50g	8.1g	150kcal	4.9g	10.9g	—	0.5g

＊成分量の「0.0g」は、推定値または微量であること、「—」は未測定であることを示します。

食物繊維は血糖値コントロールの強い味方【野菜】

食品名〈分量の目安〉	分量	糖質	カロリー	タンパク質	脂質	食物繊維	塩分
トマト〈大１個〉	200g	6,2g	38kcal	1.4g	0.2g	2g	0.0g
きゅうり　生〈１本〉	120g	2.4g	17kcal	1.2g	0.1g	1.3g	0.0g
レタス　生　土耕栽培〈1/4株分〉	120g	2.0g	14kcal	0.7g	0.1g	1.3g	0.0g
セロリ　生	50g	0.7g	8kcal	0.2g	0.1g	0.8g	0.1g
ブロッコリー　ゆで	50g	0.6g	15kcal	2.0g	0.2g	2.2g	0.0g
青ピーマン　生〈１個〉	50g	1.2g	11kcal	0.5g	0.1g	1.2g	0.0g
りょくとうもやし　ゆで	100g	0.8g	12kcal	1.6g	0.0g	1.5g	0.0g
にんじん　生　皮むき〈１本〉	150g	8.7g	54kcal	1.2g	0.2g	3.6g	0.2g
きくいも　生　皮付き表面処理	100g	12.8g	35kcal	1.9g	0.4g	1.9g	0.0g
ながいも・やまといも　生　表面処理	100g	26.9g	123kcal	4.5g	0.2g	2.5g	0.0g
はくさい　ゆで	100g	1.5g	13kcal	0.9g	0.1g	1.4g	0.0g
だいこん　ゆで　皮むき	100g	2.5g	18kcal	0.5g	0.1g	1.7g	0.0g
ほうれんそう　ゆで	50g	0.2g	13kcal	1.3g	0.3g	1.8g	0.0g
ごぼう　ゆで〈小皿１杯〉	50g	3.8g	29kcal	0.8g	0.1g	3.1g	0.0g
日本かぼちゃ　ゆで	100g	9.7g	60kcal	1.9g	0.1g	3.6g	0.0g
キャベツ　油いため	100g	3.7g	81kcal	1.6g	6.0g	2.2g	0.0g
切干しだいこん　油いため〈小皿１杯〉	20g	0.4g	18kcal	0.3g	1.2g	1.1g	0.0g

良質のタンパク質は栄養バランスのカギ【肉・加工品】

食品名〈分量の目安〉	分量	糖質	カロリー	タンパク質	脂質	食物繊維	塩分
若鶏肉　ささみ　ゆで	100g	0.0g	134kcal	29.6g	1g	0.0g	0.1g
若鶏肉　むね　皮つき　焼き	100g	0.1g	233kcal	34.7g	9.1g	0.0g	0.2g
若鶏肉　もも　皮つき　から揚げ	100g	14.3g	313kcal	24.2g	18.1g	0.8g	2.5g
豚肉　ロース　脂身つき　焼き	100g	0.3g	328kcal	26.7g	22.7g	0.0g	0.1g
豚肉　ロース　脂身つき　ゆで	100g	0.3g	329kcal	23.9g	24.1g	0.0g	0.1g
豚肉　ロース　脂身つき　とんかつ〈１人前〉	150g	14.4g	675kcal	33g	53.9g	1.1g	0.5g
和牛肉　かたロース　赤肉　生	100g	0.2g	316kcal	16.5g	26.1g	0.0g	0.1g
輸入牛肉　かたロース　赤肉　生	100g	0.1g	173kcal	19.7g	9.5g	0.0g	0.1g
和牛肉　もも　皮下脂肪なし　ゆで	100g	0.2g	328kcal	25.7g	23.3g	0.0g	0.1g
輸入牛肉　もも　皮下脂肪なし　ゆで	100g	0.2g	231kcal	30.0g	11g	0.0g	0.0g
ロースハム	100g	1.2g	212kcal	18.6g	14.5g	0.0g	2.3g
ウインナーソーセージ	100g	3.4g	331kcal	11.5g	30.6g	0.0g	1.9g
焼き豚	100g	5.1g	172kcal	19.4g	8.2g	0.0g	2.4g

＊データはすべて「日本食品標準成分表2015年版（七訂）」より／見方・表示のきまりはP129に掲載

著者

医学博士

板倉弘重　いたくら ひろしげ

東京大学医学部卒業。品川イーストワンメディカルクリニック理事長・院長。認定臨床栄養指導医専門医。主な研究分野は脂質代謝、動脈硬化、赤ワインやココアなどの抗酸化作用。日本動脈硬化学会名誉会員、日本ポリフェノール学会理事長、日本栄養・食糧学会名誉会員、日本健康・栄養システム学会名誉理事長。2009年度国際栄養科学連合(IUNS)のFellowに認定(栄養学研究分野で顕著な貢献をした世界の研究者10名の1人)。2010年「動脈硬化疾患の予防と治療に関する栄養学的研究」により日本栄養・食糧学会功労賞を受賞。テレビなどのメディア出演多数。主な著書にベストセラーとなった『ズボラでも血糖値がみるみる下がる57の方法』(アスコム)、『コレステロールをしっかり下げるコツがわかる本』(学習研究社)などがある。

編集協力／新井暁子　永山淳
アートディレクション・デザイン／修水
イラスト／矢寿ひろお
校正／臼井亜希子(東京出版サービスセンター)

参考文献

『糖代謝の専門医が教える あなたの血糖値はなぜ下がらないのか?』板倉弘重著(PHP研究所)
『抗酸化食品が体を守る』板倉弘重著(河出書房新社)
『認知症の人がズボラに食習慣を変えただけでみるみる回復する!』板倉弘重著(青萠堂)
『脳にいい油・悪い油 認知症を防ぐ 正しい油のとり方』板倉弘重監修(永岡書店)
『ズボラでも血糖値がみるみる下がる57の方法』板倉弘重著(アスコム)
『大丈夫! 何とかなります 血糖値は下げられる』板倉弘重監修(主婦の友社)
『もっとキレイに、ずーっと健康 栄養素図鑑と食べ方テク』中村丁次監修(朝日新聞出版)
『最新版 今すぐできる! 血糖値を下げる40のルール』河盛隆造監修(学研プラス)
『糖尿病治療ガイド2020―2021』日本糖尿病学会編・著(文光堂)

✚ 健康のトリセツシリーズ

血糖値を下げるあたらしいトリセツ

2020年10月7日　第1刷発行

発行人／中村公則
編集人／滝口勝弘
企画編集／石尾圭一郎
発行所／株式会社学研プラス　〒141-8415 東京都品川区西五反田2-11-8
印刷所／大日本印刷株式会社
DTP／株式会社アド・クレール

●この本に関する各種お問い合わせ先
・本の内容については、下記サイトのお問い合わせフォームよりお願いします。
https://gakken-plus.co.jp/contact/
・在庫については　Tel 03-6431-1250(販売部直通)
・不良品(落丁、乱丁)については　Tel 0570-000577　学研業務センター 〒354-0045 埼玉県入間郡三芳町上富279-1
・上記以外のお問い合わせは　Tel 0570-056-710(学研グループ総合案内)